Ed. DELORME

Médecin inspecteur général,
Membre de l'Académie de Médecine.

DES

ENSEIGNEMENTS DE LA GUERRE GERMANIQUE

SUR

LE FRONT FRANÇAIS

(Août 1914, août 1916)

Extrait du *Progrès Médical*, N° 18, 20 septembre 1916.

PROGRÈS MÉDICAL
41, RUE DES ÉCOLES, 41

1916

DES
ENSEIGNEMENTS DE LA GUERRE GERMANIQUE

SUR

LE FRONT FRANÇAIS

(Août 1914 - août 1916).

PAR

Le médecin inspecteur général Ed. DELORME

Membre de l'Académie de médecine.

AVANT-PROPOS.

Aucune guerre des temps anciens et modernes ne ressemble à la guerre actuelle. Stratégiquement elle se distingue des autres par l'étendue extraordinaire des fronts, leur multiplicité, leur éloignement, une participation simultanée et particulièrement intensive des armées de terre et de mer et le nombre des puissances belligérantes. Elle a embrasé jusqu'ici l'Europe, l'Asie, l'Afrique. (1)

(1) *Ouvrages consultés* : BULLETIN DES ARMÉES. — Joseph REINACH. *La guerre sur le front occidental. Etude stratégique, 1914-1915.* — E. Fasquelle 1916. *Le plan allemand,* p. 13. — GÉNÉRAL VON BERNHARDI. *L'Allemagne et la prochaine guerre,* 1913, Edition française Fayot et Cie, in : Le caractère de la prochaine guerre, p. 129. — HANOTAUX. Histoire illustrée de la guerre de 1914. — LIEUTENANT-COLONEL ROUSSET. *La guerre au jour le jour,* 1915. Taillandier. — Fr. CHARMES. *La guerre,* 1915. — GÉNÉRAL MALETERRE, opérations de la guerre. — COMMANDANT DE CIVRIEUX. *La bataille, celle d'autrefois et celle d'aujourd'hui,* Paris, Hachette, 1916. — G. JOLLIVET. *Six mois de guerre* 1 *vol.* ; *trois mois de guerre, février, mars, avril* 1915, 1 *vol.* ; *Trois mois de guerre, mai, juin, juillet* 1915, 1 *vol.* Hachette et Cie. — DA-

Elle a mis dès le début et continue à mettre en ac
tion des effectifs énormes, les masses viriles et cho
sies de quatre cent cinquante millions d'habitants.

Ce n'est plus une lutte de deux armées opposées
Celles-ci se sont multipliées d'une façon invraisembla
ble et si l'une d'elles vient à être détruite ou est para
lysée, à sa perte n'est plus lié, irrémédiablement, com
me autrefois, le sort d'un pays. La bataille ne fait qu
subir un temps d'arrêt. A l'abri de lignes de défens
continues et solides, les pertes les plus cruelles se répa
rent, grâce au jeu de transports d'un front à l'autre, au
appels de dépôts sans cesse entretenus, à l'incorpora
tion de classes nouvelles, malgré leur jeunesse et à l
récupération d'éléments dédaignés jusqu'ici des armée
de métier.

Guerre de nations, effrayante quant à l'énormité de
pertes, assimilable, tout en les dépassant de beaucoup
à l'invasion des Huns, des Sarrazins, des Germain
d'Othon, aux guerres Napoléonniennes, elle marquer
dans les siècles à venir, comme l'exemple le plus mons
trueux, le témoignage le plus éclatant de l'aberration des
potique de deux chefs d'Etat et de leurs peuples. Par so
apparition, puis par sa durée, elle a déçu les rêves utopi
ques des humanistes et des pacifistes qui la croyaien
impossible en raison du degré de perfectionnement ex
trême des agents vulnérants et des effectifs énormes
engagés. Par ses saignées cruelles, elle aura, pour nom
bre d'années, anémié les principaux peuples de l'Eu
rope et troublé leur progressif essor.

Des guerres antérieures avaient eu une durée que
celle-ci ne pourrait atteindre, mais les effectifs en présence étaient alors réduits. Les batailles, d'ordinaire, se
terminaient en un jour. La guerre de Mandchourie nous
avait fourni, à Moukden, l'exemple d'une grande lutte de dix-huit jours. Celle des Flandres s'est prolongée

NIEL BELLET et WILL DARVILLÉ: *La guerre moderne et ses nouveaux procédés*, Hachette et Cie. — TOUTEY: *Pourquoi la guerre et
comment elle se fait*, Hachette et Cie. — Articles nombreux, écrits
par des techniciens du front ou de l'arrière et le plus souvent très
instructifs parus dans les numéros de la Presse quotidienne,
les périodiques de diffusion tels que le « *Je sais tout* », « *Science
et vie* », la « *Lecture pour tous* », Paris. Hachette. Passim 1914,
1915, 1916, et l'*Illustration*, 1914, 1915, 1916.

cinq grandes semaines ; la guerre des tranchées se continue depuis près de deux ans et la bataille de Verdun, la plus grande qui fut jamais, a commencé il y a cinq mois et elle dure encore.

Cette guerre industrialisée depuis près de quarante ans par l'Allemagne, a pris, dès le début, un caractère de puissance mécanique qu'elle conserve et qui la distingue des guerres antérieures. Elle se signale par l'abus inimaginable et tout particulièrement ruineux des gros projectiles d'artillerie. Avec le développement et l'emploi constant de l'artillerie lourde, même sur les fronts de batailles rangées, des engins destinés jusqu'ici à la destruction des éléments les plus solides d'une défense fortifiée, préparent une attaque pendant des journées, bien au-delà de la vision habituelle des buts, ou cherchent à prévenir des contre attaques. L'artillerie lourde a apporté à nos adversaires un élément du terrorisme qu'ils ont érigé en système, mais là, leurs espoirs ont été déçus. Malgré l'ébranlement physique et moral que de pareilles masses de fer procurent, la muraille humaine résiste, la sublimité du sacrifice à la patrie la soutient lorsqu'elle a l'arme au pied et l'heure de la lutte est le signal joyeux d'une délivrance, l'excitant de l'héroïsme.

Faisant retour aux groupements des phalanges macédonniennes et romaines, enfantins à côté des leurs, les Allemands, fidèles à leur conception de la puissance, agissent sur leurs adversaires par masses énormes, artificiellement excitées (1), maintenues en cohésion par une discipline de fer.

Ils les poussent en vagues successives, les renouvellent sans le moindre souci du prix des vies humaines. Si l'avalanche n'est point arrêtée par des feux directs ou de barrage, elle déclanche du côté de l'adversaire une résistance de forme et d'intensité semblables dont le triomphe ne peut s'acheter que par des pertes élevées, locales, rapides.

L'emploi successif de projectiles des plus massifs n'est point le seul caractère distinctif que l'artillerie ait apporté à cette lutte. Elle a aussi développé à l'extrême l'apport de ses autres engins, aussi a-t-elle renversé la

(1) L'éther et l'alcool sont souvent employés dans ce but.

proportionnalité des blessures, telle que les guerres a
térieures nous l'avaient enseignée, et que le Command
ment comme le Service de Santé l'escomptaient. Le c
« des munitions » que les oreilles faites pour le recue
lir n'avait pas assez impressionnées au début de la guer
a, par sa force obsédante et l'incessante démonstratio
de son utilité, réveillé, étendu, multiplié les centres (
l'industrie productrice des gros projectiles subdivisé
en France comme chez nos alliés, et l'impulsion est
généralisée qu'on peut admettre que jusqu'à la fin d
la guerre, la majorité des traumatismes observés se
produite par eux et qu'on aura à parer à leurs compl
cations.

Reprenant à l'arsenal barbare, odieux des ancien
plusieurs procédés désuets, qu'ils avaient eux-mêm
réprouvés solennellement dans des Congrès, appela
à leur secours, en les déviant de leurs buts, des appl
cations récentes de la chimie industrielle, les Alle
mands ont à leur avoir l'emploi constant des gaz su
focants, lacrymogènes, lancés par des appareils ou de
projectiles, celui des liquides enflammés, des liquide
caustiques.

Nous verrons comment, après la bataille de la Marne
presque au début de cette guerre, s'est transformé
caractère des luttes. A la guerre de *manœuvre* a succéd
la guerre d'usure, *des tranchées*, qui devait modifier
un si haut degré le fonctionnement du Service de San
té. Je parlerai des difficultés de celui-ci au cours de
premiers contacts.

La résistance organique des blessés est un facteur ca
pital qui intervient puissamment pour faciliter leur gué
rison. La défense intime, cellulaire, que les recherche
récentes ont découverte, est la détermination localisée
évidente, de réactions dont la santé générale est l
synthèse, l'origine, la réserve générale.

Dans la plupart de nos luttes, des ravitaillement
insuffisants, tardifs, mal répartis, et des maladies épidé
miques n'avaient que trop souvent paralysé les effort
de la chirurgie et contribué à augmenter les pertes
Une conception plus humaine de la valeur du capita
humain, une compréhension plus haute de la solidarit
et telle qu'il eût été impossible, à l'avance, d'en suppu
ter l'intensité générale, ont transformé de pernicieux

usages, fait augmenter les rations de la troupe, les ont
portées à un taux constamment réparateur et y ont fait
ajouter l'excitant normal, le vin. La préoccupation de
l'alimentation s'est traduite par la constitution d'un
Sous-Secrétariat d'Etat d'alimentation, et les erreurs
momentanées qui eussent autrefois à peine attiré l'at-
tention, ont soulevé des réclamations immédiates, écou-
tées des pouvoirs publics. En général, « le poilu » est
resté en forme et en force, moralement, physiquement
vaillant.

Si la vaccination antityphoïdique n'a pas tenu, au
point de vue préventif, toutes ses promesses, il paraît
indéniable qu'elle a atténué une mortalité éberthienne
d'ordinaire très lourde. Ses imperfections, ses insuccès
même, ont eu l'heureux effet de remettre à l'étude une
question insuffisamment mùrie avant la guerre et de
provoquer de nouvelles mesures prophylactiques dont
il y a lieu d'attendre les résultats.

La variole est inconnue à l'armée comme à l'arrière ;
les fièvres éruptives sont rares comme la dysente-
rie.

Des effectifs aussi considérables, l'intensité des luttes, la soudaineté d'une attaque inattendue ont imposé
à tous les organismes de l'armée, pour remplir leurs
obligations, une intensité d'efforts insoupçonnée qui se
continue. L'énormité des pertes a créé au Service de
Santé des devoirs dont il a mesuré et soutient tout le
poids. Pour abriter et traiter un nombre aussi prodi-
gieux de blessés, il a multiplié dans toutes les régions
de l'arrière, les formations temporaires ou auxiliaires,
qui ont hospitalisé des centaines de mille blessés. Les
Sociétés de secours, des formations bénévoles, lui ont
prêté un concours des plus précieux. Les évacuations,
par leur multiplicité, ont constitué une tàche des plus
lourdes sur laquelle je reviendrai. Les médecins « de
complément » qui ont rempli ses cadres se sont mon-
trés sur le front, dignes de nos ancêtres les plus héroïques. Le Corps de Santé militaire a subi, par le feu, des
pertes presque égales à celles de l'infanterie, propor-
tionnellement supérieures à celles de l'artillerie, de la
cavalerie, du génie, de l'état-major. Les médecins auxiliaires et aide-majors surtout, ont écrit de leur sang une
des plus belles pages de notre histoire, et les ordres du

jour de l'armée ont opposé leur courage, leur dévouement, leur esprit de sacrifice, leur héroïsme, à ceux des plus vaillants et des plus dignes. Aucune guerre n'a autant mis à l'épreuve, comme à l'honneur, la corporation médicale. Ses pertes, difficilement réparables, seront de longtemps ressenties par le pays.

Il serait prématuré de chercher à porter sur les enseignements de la guerre actuelle des jugements définitifs. L'épreuve se continue et qui pourrait dire quand elle se terminera ? Mais l'apport des matériaux est déjà considérable et tel qu'il comporte des enseignements dont il y a lieu de tirer grand profit. Aux uns, il peut servir de direction, aux autres d'invites et de cadres pour des recherches de contrôle. Si certaines questions semblent résolues, d'autres sont l'objet de conclusions contradictoires, voire passionnées ; des pratiques et des éclaircissements nouveaux nous ont été fournis, des méthodes de traitement qu'on délaissait et qu'on considérait comme méritant d'ailleurs l'abandon dans lequel on les tenait, ont été reprises, les unes de parti-pris, les autres par méconnaissance de ce qu'une expérience antérieure nous avait enseigné.

Enfin cette guerre a soumis à une nouvelle épreuve, les principes directeurs du fonctionnement technique du Service de Santé. Elle a condamné les uns, fortifié la valeur des autres. Tout cela classe une somme de documents considérable, à s'en tenir aux matériaux d'ordre technique, dus aux seuls chirurgiens français. Les réunir est une tâche assez lourde pour que je la circonscrive à ceux-ci. En donner un aperçu large, en m'attachant presqu'exclusivement au côté chirurgical, en préciser le caractère, en supputer la valeur, tel est le but que je chercherai à atteindre et je souhaite qu'aucun obstacle ne s'oppose à ce que je la conduise à bien. Pendant si longtemps on nous a dépouillé de notre patrimoine, nous-mêmes avons si souvent contribué à le déprécier par nos critiques excessives ou prématurées, qu'il est bon de s'inscrire pour marquer une étape de réaction contre des habitudes déplorables, nuisibles aux intérêts scientifiques de notre cher pays.

DES LUTTES DE LA GUERRE ACTUELLE

*Leurs caractères ; des enseignements qui en découlent
pour le Service de Santé.*

Pour apprécier la nature et l'étendue de la tâche d'un
Service de Santé, ses efforts, comme ses rendements,
il faut avoir bien présent à l'esprit le caractère des
luttes subies par les armées dont il dépend. Avant cette
guerre, j'avais développé cette pensée en disant :
« Dans une armée vaincue, quelle que soit la réserve
d'activité et d'habileté de ses chirurgiens, la pratique
de la chirurgie est limitée et toute d'occasion. La Con-
vention de Genève en assurant la protection des blessés a même autorisé, comme règle, l'abandon de ceux
de l'armée vaincue à l'ennemi.

« Dans une armée qui se replie ou évolue, pour être
moins réduits, les actes chirurgicaux ne peuvent être
que partiels et incertains ; ils subissent le contre-coup
de l'impulsion vive ou lente des mouvements, à moins
qu'on ne porte résolument, grâce aux évacuations,
l'axe du mouvement chirurgical très en arrière, là où
les conditions de la lutte ne se font pas sentir.

« Le sort des armées se décide-t-il dans quelques
grandes batailles, l'intensité excessive et la rapidité
extrême de l'effort chirurgical soustraient à son action
partie d'un rendement que des pertes successives et
moins brutales lui eussent permis de fournir.

« Si, d'un autre côté, comme on s'accorde à le pen-
ser, l'inviolabilité des fronts, l'indécision du combat
moderne amène la lenteur des actes décisifs, en fournissant cependant chaque jour des pertes sensibles,
une sécurité relative rend plus facile et plus efficace,
comme plus immédiate et plus complète, l'action du
Service de Santé ». (1)

A quatre ans de distance, ces remarques sont toujours d'actualité.

L'importance des effectifs engagés, la fréquence, l'intensité, la durée des luttes, l'étendue des pertes, le rap-

---

(1) E. DELORME. — *Discours d'ouverture du XXVe Congrès
français de chirurgie.* 1912.

prochement ou l'éloignement des combattants, éléments de gravité immédiate des blessures, les succès et les revers sont des données dont la connaissance est capitale pour ceux qui tiennent en main le barème des secours si délicat à manier.

De même la préférence accordée à certaines armes ou engins, l'importance des combats, les distances éloignées ou rapprochées des combattants, la facilité ou la difficulté des secours immédiats et des évacuations sont à relever et à retenir par les chirurgiens, qu'ils aient à traiter les blessures ou à apprécier les résultats obtenus.

Notre chirurgie est faite de grosses contingences qui la dominent. Dans la même guerre, et celle-ci en offre un exemple éclatant, ses pratiques peuvent se changer du tout au tout. Aussi, dire : il n'y a pas de chirurgie de guerre, il n'y a qu'une chirurgie, c'est à mon sens un principe tout à fait erroné et comme l'a très bien remarqué R. Le Fort, accusant la distinction, il n'y a pas une chirurgie de guerre, il y a des chirurgies de guerre (1).

Dans une lutte comme la guerre actuelle, où toutes les prévisions ont été renversées, pour toutes les armes comme pour tous les services, une appréciation portée, pour être juste, doit tenir compte de la surprise de l'attaque, de la forme puissante, dominatrice qu'elle a prise dès le début, de l'àpreté cruelle, féroce qu'elle a conservée, de la proportion extrême des effectifs et des pertes. Cette lutte trace une histoire qu'aucun siècle n'a vécue. Pour juger le tableau qu'elle déploie, il faut par la pensée, s'imposer un long recul et, avant tout, envisager l'ensemble sans trop s'attacher aux détails et aux erreurs momentanées.

Déclarée le 3 août 1914 par l'Allemagne, la guerre actuelle fait soutenir à la France, en août et septembre 1914, le choc des *trois quarts de l'armée allemande.* Celle-ci compte 73 corps d'armée (25 de l'active, 33 de la réserve, 15 de landwehr). Elle en lancera 51 sur le front franco-belge, ce qui représente pour les uns *deux mil-*

(¹) R. Le Fort. — *Les aspects variés de la chirurgie de guerre, in* Presse médicale, 4 mai 1916.

lions d'hommes, pour d'autres, un million cinq cent mille combattants.

Au début, même avec l'adjonction des forces anglaises représentant cent cinquante mille hommes, la France ne pourra opposer à l'Allemagne que des effectifs de moitié moindres, exactement des 4/7, à la fin d'août et dans l'incertitude de la ligne d'invasion, le généralissime Joffre aura encore à les concentrer à la fois sur le front lorrain-alsacien et sur celui du Nord-est.

La concentration est achevée en France le 13 août, mais déjà dès le 4, la neutralité belge a été violée. L'admirable résistance de nos amis devenus nos alliés à Liège, puis à Namur, à Dinant, un peu plus tard à Anvers, ébranle le colosse sans l'arrêter, détruit la légende de son invincibilité, permet la concentration régulière de l'armée française et le débarquement du corps anglais. Les restes de l'armée belge, son Roi-généralissime, partie de son peuple, 72.000 combattants, trouvent sur le sol français un accueil fraternel et de nouveaux champs de bataille.

Les intentions de l'ennemi sont dès lors dévoilées. Les plus grosses forces françaises sont concentrées au nord de Verdun, en regard des troupes allemandes qui descendant la vallée de la Meuse, ont envahi le Luxembourg et se sont rassemblées vers Metz. La 1re armée (Général de Castelnau), la IIe (Général Dubail), occupent le front de l'Est.

Bataille des Frontières.

C'est sous ce nom qu'on désigne la série des combats et des batailles qui, depuis le 7 août, jusqu'à la retraite générale du 24 août 1914, se sont succédés sur le front de la Lorraine, de l'Alsace et du Nord-est.

Au Nord-est où l'effort principal de l'ennemi se concentre, c'est le *centre* et l'*aile gauche* français qui supportent surtout le choc. Ce centre s'allonge entre le Luxembourg et les Ardennes ; au-dessus de Verdun sur la Chiers (IIIe armée, Général Ruffey), sur la rive gauche de la Meuse jusqu'aux environs de Mézières (IVe armée, Général Langle de Cary). Il s'oppose aux IVe et

V⁰ armées allemandes qui descendent par le Grand Duché de Luxembourg et le Luxembourg belge.

La gauche s'étend sur le territoire belge en flèche par rapport au centre, s'appuie sur Charleroi en liaison avec Namur ; elle est prolongée en avant de Maubeuge par l'armée anglaise qui s'étend de Condé à Mons. Elle a en face d'elle la droite allemande (von Kluck, 1ʳᵉ armée) portée de Bruxelles à Mons, de Namur sur Charleroi (Bulow, III⁰ armée).

Après une lutte dont je n'ai pas à rappeler ici toutes les péripéties (20 août) et dont les principales sont d'ailleurs présentes à la mémoire du plus grand nombre, malgré les plus vaillants efforts et leur mordant, la gauche et le centre français sont rompus.

Nos troupes se sont heurtées, comme à l'est, à des positions puissamment fortifiées, méconnues, qui ont arrêté leur élan et leur ont imposé des pertes sanglantes (Neufchâteau, Paliseul) (1). Elles ont dû céder devant des armées très supérieures en nombre, dotées d'une artillerie lourde très nombreuse.

Le recul du centre a entraîné celui de la gauche et, malgré les journées épiques de Charleroi (22 et 23 août) perdu et repris cinq fois, les belles défenses de Franchet d'Esperey, les vaillants combats des troupes du maréchal French, la retraite est ordonnée le 24 août.

Les Allemands venaient de dévoiler là leurs préférences pour l'attaque en masses, en vagues successives, tactique réprouvée par leurs théoriciens, rendue nécessaire par le moral de la troupe. La densité de ces masses n'était-elle pas d'ailleurs impressionnante au der-

(1) En Belgique, comme en Lorraine, à Morhange, nos troupes se sont butées à des ouvrages de campagne très solides, successifs, rapidement ou antérieurement construits, avec réseaux de fils de fer au ras du sol, des lignes de fers barbelés établies à diverses hauteurs, des fossés cuirassés de buissons de ronces, garnis de pieux, et dont ils ne soupçonnaient ni la résistance ni la cruauté. Ils ont été là points de mires pour des feux à bout portant, qui les ont décimés et forcés à la retraite. J'ai vu à Nancy en août, des officiers et des soldats blessés en Lorraine, qui, après avoir été arrêtés contre ces obstacles, étaient restés quatre et cinq jours sur le terrain sans être secourus, se nourrissant de luzerne et d'avoine, et ayant souffert de la soif au point d'avoir été condamnés à boire leur urine.

nier chef et telle qu'il semblait que rien ne pût lui résister? Sur le front de Bruxelles à Namur, la ligne allemande avait une densité de 10 hommes par mètre de front et ces hommes étaient encadrés par la plus solide armature de sous-officiers d'élite qui soit. Nos pertes avaient été considérables, celles des Allemands bien plus élevées, malgré leur succès stratégique et la supériorité de leur artillerie lourde.

Sur un champ de bataille à peine conquis, sitôt repris par l'ennemi ; devant des positions que la vaillance la plus indomptable n'avait pu saisir ou qu'on avait dû abandonner, à l'annonce d'une retraite sonnée quatre jours après le début de la lutte, les premiers secours apportés aux blessés ne pouvaient qu'être élémentaires, les évacuations limitées et bien hâtives. Pendant la retraite qui va, à notre droite, s'effectuer en éventail de Verdun comme pivot à Nanteuil-le-Haudouin près de Meaux, comme limite excentrique, la pression de l'ennemi va rester violente et continue. Son moral s'est accru de son succès, la défaite rapide de l'armée française fait d'ailleurs partie de son plan ; il est entendu qu'on doit la vaincre pour se reporter au plus tôt contre les Russes. Dans des conditions aussi pressantes les secours et l'évacuation des blessés deviendront encore plus difficultueux ; c'est dans l'ordre des choses, mais chacun des nôtres, s'il fait vite, fera de son mieux, car le moral de l'armée est conservé. La retraite est voulue, elle est stratégique et l'ordre est donné d'entraver à toute heure et partout la marche de l'ennemi jusqu'au moment où l'armée fera volte-face. On doit sur l'ordre du Généralisime « couvrir le mouvement de repli par des arrières-gardes laissées sur les coupures favorables du terrain, de façon à utiliser tous les obstacles pour arrêter par des contre-attaques courtes et violentes dont l'élément principal sera l'artillerie, la marche de l'ennemi, tout au moins la retarder » (1). Ce sera là une garantie des plus sérieuses pour la protection des blessés vis-à-vis d'un ennemi qui a la terreur sanguinaire pour système. Ce sera la principale, car les nécessités du ravitaillement de l'armée en hommes, en munitions, en vivres, doivent pren-

(1) *Instruction Générale publiée par le Bulletin des Armées.*

dre le pas sur toutes les autres et quant au temps et
l'espace, l'efficacité de nos secours sera liée dans un
large mesure à la vigueur et à la persistance de l'offen
sive de l'ennemi.

La retraite fut à la fois défensive et offensive. Sur cer
tains points, les combats tournèrent à notre avantag
et il ne tint pas à certains généraux de pouvoir le
poursuivre. Entre Mézières et Sedan et de Sedan à
Longwy, l'ennemi fut solidement contenu. Longwy ré
sista 23 jours ; à Signy-l'abbaye, à Buzancy, au passag
de la Marne, entre Dun et Stenay, la résistance fut achar
née ; le repli se faisait pas à pas. La *bataille de Guise* fu
une victoire. (Général Lanzac). Là deux corps d'armé
allemands durent battre en retraite. C'est avec la mor
dans l'âme que nos troupes s'éloignèrent du champ d
bataille. Le combat de Villers-Cotterêts fut des plus ru
des. C'était à l'aile gauche marchante, (armée anglaise
que s'exerçait la plus grande poussée. A la bataille dit
de *Cambrai*, elle éprouva des pertes terribles. « Son fron
magnifique » subit le bombardement de l'artillerie de
quatre corps d'armée.

Le repli de l'armée du Nord-est commandait celui des
fronts de Lorraine et d'Alsace. Après la prise de Cha
teau-Salins, Dieuze, Sarrebourg, l'élan des troupes avai
été arrêté à Morhange à des lignes fortifiées. Les cols
des Vosges, le Donon, Mulhouse pris et repris, étaient
aussi abandonnés.

Mais, le 4 septembre, à l'armée du nord-est, la retraite
s'arrêtait ; après dix jours de replis l'offensive tant
désirée était reprise et elle amenait la victoire.

Bataille de la Marne

Avant la bataille de la Marne, les armées en présen
ce comptaient des centaines de milliers d'hommes.
Cette lutte titanesque en opposa *plus de deux millions*.
Elle dura *cinq jours*, du six au onze septembre 1914, s'é
téndit sur un *front de trois cents kilomètres*, allant de
Meaux à Verdun et se prolongea à l'extrême droite
par les actions concordantes du général de Castelnau

sur le grand Couronné de Nancy et par celles du général Dubail sur la Meurthe et les Vosges.

Unique au point de vue stratégique, la bataille de la Marne englobe plus de vingt combats ou batailles dont plusieurs sont comparables, en réalité, à quelques-unes des plus terribles de tous les temps. (Batailles de l'Ourcq, de Sézanne, de la Fère-Champenoise, etc.)

Des auteurs militaires des plus autorisés en ont fixé les péripéties ; ils ont étudié les dispositions stratégiques qui en ont réglé l'ensemble et assuré le succès. Je n'ai qu'à extraire de leurs écrits ce qui peut servir à faire comprendre le rôle du Service de Santé, regrettant que ma documentation n'ait pu être plus complète et plus riche.

De Nanteuil-le-Haudouin, au-dessus de Meaux, jusqu'aux abords de Verdun, à *cinq* armées françaises et à l'armée anglaise, s'opposent *cinq* armées allemandes : à l'armée du général Maunoury (VIe) à l'extrême gauche, celle de von Kluck ; à celle du maréchal French et du général Franchet d'Esperey (V^e) celle de von Bulow ; au centre, à celle du général Foch (IXe) celle de von Hausen ; plus à droite, à celle de Langle de Carry (IVe), celle du duc de Wurtemberg ; à notre droite, enfin à celle du général Sarrail (IIIe) celle du kronprinz.

A *l'extrême gauche*, l'ennemi presse l'armée du Général Maunoury. De nos troupes, certaines, qui ont dû suivre le grand cercle du repli depuis Charleroi ont marché à grande allure, sans repos ni trève devant von Kluck qui parfois a fait 45 kilomètres en vingt-quatre heures. Cette *aile marchante* comme on l'a appelée, sera soumise à des actions violentes. L'adversaire portera sur elle une grande partie de son effort ; il cherchera à l'envelopper, puis à la trouer ; il la fera se replier, il l'inquiétera au point de la mettre dans une situation désespérée ; elle résistera toujours et finalement contribuera puissamment au retrait de l'ennemi.

Le 9 septembre, le moment est critique, cette armée épuisée par des pertes considérables lutte contre un adversaire dont les forces se renouvellent sans cesse, et sont abondantes.

Comme renfort, un corps d'armée, le 4e, lui sera envoyé de près de Verdun ; le général Galliéni, en hâte, en partie sur les taxi-autos de Paris, la consolidera par 20.000 hommes, mais sa position restera tendue (1).

Le général Boëlle du 4e corps recevra l'ordre bref de tenir jusqu'au dernier homme sur ses positions, il s'accrochera désespérément aux rares couverts d'une plaine, multipliera ses contre-attaques. Pendant deux jours ses troupes se battront sans arrêt ni repos, sans ravitaillement. Le 12 l'ennemi commençait sa retraite ; le 13 il était sur une ligne allant de Soissons à Compiègne.

Sur un front relativement peu étendu, les péripéties de la lutte furent incessantes, caractérisées par des attaques, des replis et des reprises, mais l'action resta toujours vive, féroce, terrible, aussi les pertes furent-elles cruelles des deux côtés.

Les combats de Marcilly, de Chambry, marquent dans la Bataille de l'Ourcq. Ce sont des corps à corps furieux. La moitié des officiers et des soldats du 3e zouaves se feront tuer dans le cimetière de Chambry.

L'armée du général Maunoury (extrême gauche) s'étendait de Nanteuil à Meaux ; celle du maréchal French prolongée par la Ve armée (gauche), était répartie des environs de Meaux à Esternay près de Sezanne. Les Anglais n'avaient cessé de combattre depuis le jour de leur concentration, ils avaient subi de très lourdes pertes. Ils battent brillamment les Allemands au passage des Morins, près de Lizy, à Vareddes, puis à la Ferté-sous-Jouarre ; le 9, ils sont près de Château-Thierry ayant gagné le terrain d'une façon régulièrement progressive pendant que l'armée voisine du général Franchet d'Esperet atteignait cette ville après des luttes acharnées à la forêt de Gault, à Soissy-sous-Bois, à Montmirail et sur le plateau de Vauchamps.

Le *centre* allemand a reçu l'ordre d'enfoncer le *centre* français. C'est sur lui, sur la IXe armée, qui s'étend d'Esternay à Sommepuis que portera le gros effort de l'ennemi. Avec trois corps d'armée, le général Foch a à résister au Xe corps allemand, à la garde prussienne, à trois corps d'armée saxons. L'effort se prolongera

---

(1) J. REINACH, DE CIVRIEUX, O. C.

sur la IVe armée (général Langle de Carry), de Sommepuis à Sermaize, contre le duc de Wurtemberg.

La poussée est énorme à Gourgançon, à la Fère-Champenoise, à Sommesous pris et repris. Au château de Mondement, le feu est dit-on, effroyable ; les troupes d'Afrique soutiennent là, une lutte héroïque. Accablée par le nombre, l'armée du centre fléchit. Renforcée par le Xe corps de la Ve armée elle reprend l'offensive et, grâce à son indomptable résistance, à la géniale conception de son chef, elle s'attache au flanc de la garde prussienne, la refoule et la détruit en partie dans les marais de Saint-Gond. C'est l'*évènement* décisif de la grande bataille ; il commande le repli de toute la horde envahissante. Le 12 septembre l'armée de Bulow était rejetée au-delà d'Epernay.

Subissant les mêmes formidables pressions que la IXe, la IVe armée, composée de quatre corps d'armée, s'oppose aux cinq corps ennemis du duc de Wurtemberg. Pendant les quatorze jours de retraite qui avait précédé la bataille de la Marne, cette armée s'était battue six jours. Malgré sa fatigue et ses pertes, le 6 septembre elle résiste victorieusement à de terribles assauts, de Sermaize à Vitry-le-François.

Renforcée par le 15e corps, elle conduit ses attaques avec une suprême énergie et le 12 septembre refoule l'adversaire au-delà de Châlons. Le 14, celui-ci s'était retiré au-dessus de Suippes et de Ste-Menehould.

Les pertes des Allemands, au centre, avaient été extraordinairement élevées, les nôtres des plus lourdes. C'est que là se trouvait l'élite de l'armée prussienne et qu'elle y chercha son tombeau. Pendant quarante-huit heures, de part et d'autre, la lutte fut, dit-on, gigantesque, c'était un massacre de régiments opposés à des régiments. La plus sanglante des batailles locales fut celle de Sommesous. Deux régiments bretons du 11e corps culbutèrent à la baïonnette deux des plus fameux régiments de la vieille Prusse. Au combat d'Esternay il y eut 8.000 Allemands tués. Sermaize, Mondement, furent le théâtre de chocs effroyables.

A *la droite*, la IIIe armée, sous le commandement du général Sarrail, assurait en Argonne, contre le kronprinz, d'heureuses opérations, de Revigny au-delà de

Clermont en Argonne et le forçait à se replier sur la ligne Varennes-Montfaucon. La bataille de Vaubecourt coûtait aux Allemands 7.000 hommes. Le fort de Troyon, illustré par une héroïque résistance, était dégagé.

Pendant qu'à la bataille de la Marne, des héros conquéraient une gloire immortelle, à l'*extrême aile droite* du front français, contre le kronprinz de Bavière, le général de Castelnau, avec la IIe armée, défendait, dans une lutte inégale, le Grand Couronné de Nancy, prenait Champenoux, Amance et refoulait l'ennemi au-delà de Pont-à-Mousson. Le général Dubail, avec la 1re armée, reprenait, sur les Bavarois, la ligne de la Mortagne et de la Meurthe, Saint-Dié, Lunéville.

Ainsi se terminait la plus formidable *bataille de manœuvres* que l'histoire ait enregistrée. On a dit qu'elle avait donné plus de blessés que les principales batailles du Premier Empire et celles de 1870 réunies. En fait, elle a, d'un bloc, rempli de ses blessés la presque totalité de nos formations sanitaires. La brutalité des chocs, en fournissant, dans des espaces de temps courts, une proportion énorme de blessés, les vicissitudes des luttes à l'extrême gauche et au centre où elles ont atteint leur suprême âpreté, ont mis à la plus terrible des épreuves le Service de Santé de l'avant, rendu des plus difficiles les secours immédiats, accru les tâches de tous nos éléments techniques au-delà de toutes limites.

Dégager les champs de bataille d'une multitude inouïe de blessés qui dépassait toutes les prévisions, devenait nécessité impérieuse et l'on comprend que devant l'énormité d'une pareille entreprise ceux qui s'en étaient réservé la direction aient pu être débordés. Bien que l'armée ennemie fût en retraite, sa retraite n'était point une déroute ; il nous avait manqué malheureusement, ce qui pouvait la transformer. La lutte ne subissait qu'un arrêt momentané, et des ravitaillements urgents et excessifs en munitions, en matériel, en hommes, en vivres, donnaient aux voies d'écoulement une suractivité qui cadrait mal avec les exigences de nos évacuations.

Qui ne se souvient des attaques que les évacuations

des blessés de nos premières luttes et de la Marne en particulier ont attirées au Service de Santé de l'armée? Certaine presse, chaque jour, lui versait à pleines colonnes les plus sanglants reproches. Ils nous sont allés au cœur parce qu'immérités. Pour qui a pu d'ailleurs en rechercher les mobiles et les points d'origine, il était évident qu'ils n'étaient pas inspirés tous par des considérations scientifiques, humanitaires ou sociales.

Que n'a-t-on pas dit, entre autres, au sujet de la vacuité relative des hôpitaux de Paris? Pour ne m'arrêter qu'à ce point, on ne voulait pas admettre que la raison militaire qui prescrit qu'une ville susceptible d'être investie n'accepte pas des hommes inutiles à sa défense et dépensiers de ses ressources, puisse être opposée à des sacrifices d'argent, tout louables soient-ils, au désir violent qu'avaient des Sociétés de dépenser leur activité pour un noble but, aux avantages de remarquables installations, au concours de chirurgiens de renom restés inoccupés.

Les formations sanitaires n'avaient qu'à attendre et quant aux techniciens trop impatients, ils avaient à l'avant, grâce à leurs titres de médecins consultants ou tout au moins à l'arrière dans des régions tout proches, communiquant facilement avec Paris, dans des Centres bondés de blessés, tout ce qui fallait pour dépenser leur activité, faire bénéficier des milliers de malheureux de leur habileté. Leur ascendant moral et professionnel se seraient là, avec une opportunité et une utilité incontestables, exercés dans une action soutenue pour compléter ou reprendre l'instruction chirurgicale d'un personnel de fortune qui, malgré sa bonne volonté, manquait trop souvent d'idées et de directions scientifiques. C'était un beau rôle à accomplir. Certains l'ont bien compris.

Elles étaient bien venues les critiques! A l'heure où l'un de nos journalistes les plus écoutés lançait pour atteindre le service de Santé de l'avant des arguments véritablement mesquins, le médecin-major de 1re classe Delmas faisait l'admiration de tout son régiment en se tenant en permanence, à chaque combat, sur la ligne de feu, pansant ses blessés, impassible sous la mitraille ; le médecin auxiliaire Castillon payait à son pays un lourd tribut et bien qu'étant amputé des deux membres in-

férieurs par un obus, il montrait un magnifique exen
ple de haute valeur morale et professionnelle, conse
lant un camarade blessé en le plaisantant (1). Blessé de
plus grièvement, le médecin aide-major Muguet donna
une preuve sublime d'attachement à ses blessés (2
C'était l'heure aussi où le Médecin principal Simonin
Médecin-chef d'une Division et l'aide-major Sédillo
tous deux frappés par des projectiles, défendaient a
péril de leur vie leurs blessés contre des barbares ivre
de sang (3). Et combien en pourrai-je citer d'autres ! L'é
clat de ces splendides visions était pourtant venu jus
qu'à l'arrière. On n'y pouvait ignorer que dans cet
épouvantable épidémie de traumatismes, chacun à l'a
vant, donnait des preuves de courage et de dévouemen
qu'à l'arrière on faisait de son mieux ; que la coordina
tion des efforts était tâche excessive ! La masse mêm
des blessés comme la nature des luttes l'indiquait. L

(1) DELMAS, Officiel, *janvier* 1915.
Le médecin auxiliaire CASTILLON *attaché à un groupe de bra*
cardiers d'une division est grièvement blessé (7 août) par un obr
qui l'amputa des deux membres inférieurs. Il ne cessa d'enco
rager et de consoler son camarade Martin, malgré ses souffranc
atroces et regardant ses deux moignons, il s'écria : « Tiens, r
garde Martin, je ne pourrai plus faire de motocyclette, cela r
fait rien, Vive la France ». Médaille militaire de septembre 19
et Croix de guerre. Officiel.

(2) *Blessé grièvement par un éclat d'obus qui lui avait perfo*
le poumon gauche, le bras droit et la cuisse gauche en installa
son nouveau poste de secours. Au moment où on le transporta
son chef de Corps faisant allusion à ses trois blessures lui aya
demandé : « Qu'est-ce qui vous fait le plus souffrir » a répona
simplement : « C'est de partir ». (Officiel, *octobre* 1915).

(3) SIMONIN, *méd. p. 1re cl., le 22 août, après six heures passé*
sous le feu, a eu le genou droit traversé par une balle. Bien qu
blessé, a continué à donner des ordres et refusé de s'aliter penda
trente-six heures, protégeant par sa présence, à l'entrée d'un Châ
teau plusieurs fois envahi par des patrouilles ennemies menaça
tes, trois cents blessés français qui y avaient trouvé asile. (Off
ciel, *décembre* 1914.)

SÉDILLOT, *médecin aide-major « a fait preuve du plus gran*
dévouement en défendant ses blessés contre une patrouille all
mande qui envahissait son poste de secours. A été grièvement ble
sé de trois balles ». Rentré d'une captivité de 7 mois. (Officie
juin 1915.)

mal ne s'en continuait pas moins ; il s'aggravait même. On retrouvait là le caractère d'accusations déjà entendues à propos de la Campagne du Maroc. Notre camarade le Dr Granjux, toujours prêt à prendre notre défense, a puissamment contribué à les faire cesser. Sa courageuse initiative ne saurait être oubliée.

Bataille de manœuvre, la bataille de la Marne, comme celle des frontières, n'apportait à nos traumatismes, pour ce qui était de leur aspect, rien de nouveau. Les blessures par balles restaient les plus nombreuses ; les lésions par les projectiles d'artillerie s'étaient quelque peu accrues.

Mais ce qui pouvait frapper des chirurgiens non avertis, c'était la proportion relativement élevée des coups de feu graves par balles, même des coups de feu des parties molles. On parla dès lors des *balles explosibles*, comme au début de chaque guerre. Pour les nôtres, l'acharnement des premiers combats expliquait ces traumatismes excessifs.

Ce qui était plus fait pour surprendre, surtout ceux que hantaient trop les descriptions trop optimistes des guerres balkaniques et ceux qui, parce que maîtres de leurs milieux, avaient fini par en ignorer l'existence, ce furent ces complications, le tétanos, la gangrène gazeuse, les phlegmons putrides et diffus, qui soudainement prirent un véritable caractère épidémique. Tout concordait à en faciliter l'apparition et à en aggraver la marche (1).

Les combats avaient été si multipliés, si acharnés, soumis à tant de remous de succès et de revers, que le Service de Santé de l'extrême-avant n'avait pu, malgré tous ses efforts, assurer pleinement sa lourde tâche. L'installation des postes de secours avait été précaire, souvent impossible ; les blessés franchissaient d'eux-mêmes les limites d'un cordon sanitaire impuissant. Les ambulances, devant la masse des blessés qui s'y accumulaient en quelques heures, s'étaient vues débordées ; certaines n'avaient pu s'installer, d'autres avaient été bombardées ou faites prisonniè-

---

(1) On a discuté leur genèse et certains ont cru voir, pour le tétanos entre autres, une relation entre sa fréquence et la nature des terrains des combats.

res. Le précieux recours des ambulances immobilisées manquant, des grands blessés avaient dû subir l'évacuation des blessés petits et moyens et les uns et les autres, sans autre protection que des pansements hâtifs imparfaits, déplacés, souillés, confiés aussitôt à la voie ferrée et subissant l'évacuation à grande distance, sans les arrêts qu'eussent pu leur imposer des *cribles sanitaires* et que leur auraient ménagés les *évacuations par échelons* (1), tous ces blessés vinrent s'accumuler en bloc dans des formations sanitaires de l'arrière de valeur très inégale. Seul trouvait pleine satisfaction à cet exode à distance et à cette dispersion, un personnel secondaire qui, à cors et à cris, réclamait les éléments d'une sollicitude attendrie, impatiente plutôt qu'éclairée. Avec des soins aussi retardés, en pleine période d'infection, avec des secours chirurgicaux qui ne pouvaient être à la hauteur de besoins excessifs et de situations des plus graves, sur plusieurs centaines de mille blessés, la marche de maintes blessures ne pouvait qu'être compromise et leur pronostic s'aggraver. L'effort fut énorme, des plus méritoires dans l'ensemble, mais les choses ne changèrent que lorsque la situation militaire se dessina en notre faveur et que la guerre des tranchées, succédant à la guerre de manœuvres, permit à nos formations de l'avant de fonctionner dans des conditions de facilité, de sécurité relatives et de confort bien faits pour assurer leurs succès.

Mais qu'on ne s'y trompe pas, car avec l'erreur pourraient se renouveler les mêmes conséquences. Tous les écrivains militaires s'accordent à reconnaître que la guerre actuelle de tranchées ne peut représenter qu'un état transitoire, que la décision appartiendra à la guerre de manœuvres. Il est d'une sage prudence d'en envisager dès lors franchement toutes les vicissitudes pour être prêt à y parer : 1º Une lutte très incertaine, *a fortiori* le repli imposent la constitution rapide, à la *distance de sécurité*, de gros organismes sanitaires puissamment outillés en matériel et en personnel pour exécuter, compléter ce que n'a pu assurer le service de l'extrême-avant ; 2º Dans des luttes moins incertaines, mais où les pertes

(1) Ed. DELORME. — *La guerre des Balkans. Les évacuations,* *in* Bulletins de l'Académie de Médecine, 1912.

sont terribles, le personnel chirurgical emprunté à toute formation inoccupée, proche ou distante, doit se concentrer là où le labeur est accablant, de même que sur un chantier d'industrie, s'accumule, à l'appel du contremaître ou de l'ingénieur, un personnel d'occasion pour fournir un coup d'épaule et comme dans un grand incendie, tout concours étranger est appelé pour renforcer une équipe principale devenue insuffisante.

On le voit, c'est une conception singulièrement étroite que celle qui, assimilant la plaie de guerre à la plaie commune, la regarde comme une effraction de tissus que la nature aidée dans son action par nos pansements va combler. La marche de la plaie de guerre est le plus souvent dominée par des contingences extrinsèques. Quand on l'étudie sur une masse d'hommes, elle a tout une histoire qui se lie étroitement à l'organisation en matériel, en personnel et au fonctionnement du Service de Santé, aux vicissitudes des luttes, enfin à la valeur du terrain humain dont le critique médical a toujours, chez nous, tenu grand compte.

Nous venons de voir combien peu les conditions précaires du fonctionnement du Service de santé à l'avant lui ont permis d'obtenir l'application, la surveillance et le renouvellement des premiers pansements. On était allé au plus pressé ; le labeur était excessif. L'oubli, par un ennemi farouche, des principes élémentaires d'humanité accusait encore l'obligation de l'évacuation rapide. La protection chirurgicale des plaies était, par la force des choses, imparfaite.

Ce serait méconnaître la vérité que de faire ici une part trop large à la substitution, réprouvée par plusieurs d'entre nous, d'un matériel aseptique à un matériel antiseptique. Le dernier, dans des conditions aussi déplorables, devait se montrer aussi insuffisant que le premier, mais à l'arrière, bientôt s'affirmèrent des préférences très marquées pour le dernier. La chose ne nous étonna pas ; nous l'avions prévue.

Quant à la valeur du terrain humain, c'est un facteur qui pour n'avoir pas joué ici un rôle analogue à celui qu'on peut lui attribuer dans d'autres guerres, a eu sa part d'influence sur la marche de bien des blessures graves de cette période de début. Les combats pressants, la longue retraite souvent apportèrent les plus grands troubles aux ravitaillements en vivres, et les écrivains militaires nous ont dit déjà les fatigues excessives que nos héroïques soldats avaient éprouvées pendant tout un mois de marches, de contre marches et de luttes. Ils n'est pas douteux que fatigues et privations n'aient eu un retentissement momentané surtout sur les organismes les plus jeunes.

Quelque poignant que soit le tableau que nous venons de faire des difficultés générales éprouvées, liées surtout à la nature des opérations, à la retraite obligée qui a précédé la bataille de la Marne, à l'étendue incroyable des pertes, etc., il ne saurait faire oublier l'importance des services rendus dans chaque échelon, l'énergie, le sang-froid, le courage dépensés, l'abnégation, le dévouement déployés.

On eût pu croire que sous une rafale continue et excessive des projectiles, le relèvement des blessés serait presque impossible en première ligne et que les postes de secours rapprochés seraient intenables. Il en a été souvent ainsi, mais à force de courage et d'abnégation les médecins des corps de troupe, les médecins-chefs de la compagnie des brancardiers, au mépris du danger, ont imposé aux prévisions les plus admissibles un très fréquent démenti. Le Commandement a consacré la belle conduite de maints médecins-majors qui ont prodigué des soins aux blessés sur la ligne de feu. On ne compte pas ceux qui, comme le médecin-major Tardos, le 22 août, restent au contact immédiat de l'infanterie ennemie (*Officiel*). Les compagnies de brancardiers, les brancardiers régimentaires rendent des services inoubliables. Sur le terrain, dans des villages ou des fermes bombardés, incendiés, partiellement occupés par l'ennemi, ils assurent la recherche et l'évacuation des blessés. Combien ne pourrait-on pas en citer d'exemples (1).

(1) *Le médecin-major de 1ʳᵉ cl. Delmas, du 102ᵉ d'infanterie, reste dans un village complètement détruit par l'artillerie ennemie, risquant à tout instant sa vie pour secourir des blessés.* (Officiel, *janvier* 1915.)

Le médecin aide-major De Martel de Janville du 292ᵉ d'infanterie, « le 21 septembre, des blessés étant en danger dans une ferme incendiée, entraîne ses infirmiers sous un feu extrêmement

Bien des fois des médecins aide-majors ou majors des corps de troupe, au moment où les derniers combattants quittaient une localité jusque-là défendue, ont assuré avec sang-froid l'évacuation des blessés qui s'y trouvaient, malgré un bombardement intense. Certains n'ont pas cessé d'assurer ou de surveiller leur service alors qu'ils étaient eux-mêmes blessés (1).

Des ambulances sont bombardées ; d'autres sont prises par l'ennemi ; certaines ne se replient qu'en emmenant leurs blessés (2). Un certain nombre de ces ambulances se consacre au triage, et cette disposition se montre heureuse. Les fonctionnements réguliers se cons-

violent, les conduit à la ferme et réussit à sauver ces blessés ». (Officiel, *décembre* 1914).

Les médecins-majors Capillery et Zem du 4e zouaves, alors que le poste de secours du régiment était détruit par l'artillerie ennemie ont assuré, au péril de leur vie, l'évacuation des blessés, ne sortant des locaux incendiés qu'après que le dernier les eut quittés. Ils étaient eux-mêmes grièvement blessés. (Officiel, *février* 1915).

Même dans les rangs ennemis, certains songent à rassembler et à ramener leurs blessés, au moment d'un repli, tel « le médecin auxiliaire Percheron du 98e d'infanterie qui s'était dévoué avec le plus grand courage auprès des blessés sous le feu de l'ennemi ; fait prisonnier le 1er septembre, il a rassemblé tous les blessés, leur a continué ses soins les plus dévoués et a fait preuve de présence d'esprit et de sang-froid en profitant d'un mouvement de retraite de l'ennemi pour les ramener dans les lignes françaises ». (Officiel, *novembre* 1914).

(1) *Tel, entre autres, le médecin aide-major Espagnon. En toutes circonstances, ce médecin avait fait preuve d'un dévouement au-dessus de tout éloge. Il a le pied gauche enlevé par un obus qui blesse un officier et un adjudant à ses côtés. Il a eu le courage et l'abnégation de faire donner des soins à ses camarades et de vérifier leur pansement avant de s'occuper de sa propre blessure.* (Officiel, *janvier* 1915).

(2) *Le 28 août, les médecins-majors de 1re classe Plisson et Lévy, médecins de l'ambulance no 1, perdent 10 infirmiers tués ; 6 sont blessés à 50 mètres de l'ennemi. Il ne se replient que par ordre et après avoir pansé et évacué tous leurs blessés.* (Officiel).

Le médecin-major de 2e classe Perot de l'ambulance 1/6 de la e Div. d'inf., blessé le 20 septembre 1915 pendant un violent bombardement dans l'ambulance qu'il dirigeait, conserve la direction des secours, donnant ses ordres, étendu sur un brancard, maintenant le calme par son héroïque attitude. (Officiel).

tatent surtout après la bataille de la Marne, alors que
s'offrent des conditions de sécurité relative.

Au début de cette guerre, on avait émis des doutes
sur l'utilité des médecins divisionnaires ; on croyait leur
fonctionnement précaire et presque irréalisable, superflu
d'ailleurs, étant donnée la présence des Directeurs du
Service de santé des Corps d'armée. L'épreuve a été
faite des services qu'ils ont rendus, concomitamment
avec ces derniers, en déployant autant d'activité que de
courage, soit en surveillant l'emplacement des ambulances, soit en contrôlant le rôle du Service de Santé
aux postes de secours, dans les zones battues par le feu
ennemi, ou aux premières lignes, soit en activant les
évacuations. Des citations nous ont donné les noms de
ceux qui ont assuré ce service dans les conditions les
plus critiques. L'*Officiel* de janvier 1915, en particulier,
en a réuni un nombre important. Il en est qui ont trouvé
la mort ou ont été blessés ; d'autres ont eu des chevaux
tués sous eux ; le plus grand nombre a fait preuve, à
l'heure des batailles, d'une remarquable prévoyance et
d'un grand courage (1).

La guerre de 1914 avait surpris le Service de santé de
l'armée en période de transformation ; ambulances et
hôpitaux de campagne antérieurement distincts comme personnel, comme matériel et comme destination
devaient être uniformisés, rendus interchangeables. Dix
corps d'armée seulement avaient leur organisation uni-
fiée. Les brancardiers des ambulances divisionnaires
avaient été, par le même Règlement de 1910, réunis en
groupes de brancardiers divisionnaires fonctionnant le
plus souvent pour les ambulances, mais sous des chefs
distincts.

La bataille de la Marne, plus encore que ne l'avait fait
la guerre des frontières, aurait pu servir d'épreuve dé-
monstrative à ces transformations ambulancières, mais
les replis incessants des deux grandes luttes ne permirent pas de poursuivre l'expérience dans des conditions
favorables à la sûreté du jugement. Il semble, par con-

(1) *Voir, en particulier, dans* l'Officiel, *les citations de Galland,
Simonin, Garry, Patris de Broë, de Viville, Mouret, Meyer, Pi-
chon, Iversenc, de Casaubon, Puissan, Fasquelle, Alverhne, Gui-
bal, Sebillon, Bassères, Watrin, Lasnet, Baratte, etc.*

tre, que l'organisation des brancardiers divisionnaires ait d'ores et déjà, là, accusé sa valeur ; elle a, en tous cas, assuré l'armée et le pays du dévouement de son personnel, d'un dévouement porté parfois jusqu'au degré extrème du sacrifice et, de leur côté, les brancardiers régimentaires se sont acquis une réputation de courage stoïque, d'abnégation soutenue qui les a assimilés aux plus héroïques de leurs camarades.

Comme pendant les guerres de la première République, des ecclésiastiques, ont trouvé dans leur foi, un stimulant puissant pour braver les dangers qu'un feu continu apporte à l'accomplissement d'une tâche obscure mais des plus glorieuses.

De l'Aisne à la Lys, Bataille des Flandres.

(Bataille de l'Yser, de Dixmude, d'Ypres.) (1)

Après la bataille de la Marne, les Allemands repliés sur l'Aisne où ils se fortifient, renoncent à une offensive générale. Ils fixent notre centre ; à notre droite, les troupes de Metz font un court effort sur St-Mihiel et prennent le Camp des Romains, tandis que leur réserves disponibles et des forces empruntées à l'Est glissent vers le Nord, à notre aile gauche, pour la déborder. C'est ce qu'on a appelé la *Course à la mer*. Elle aboutit à la *Bataille des Flandres* et avait la prise de Calais pour but.

Entre la Lys, c'est-à-dire d'Armentières à la mer, sont massés *douze corps* d'armée allemands et *huit divisions* de cavalerie, auxquels s'opposent, de Nieuport jusqu'auprès de Dixmude, sur l'Yser, l'armée Belge qui avait défendu Anvers, et des fusiliers marins français ; de Dixmude à Ypres des corps français (Général d'Urbal) ; près d'Ypres et au-dessous, l'armée anglaise.

(1) Ch. Le Goffic. — *Dixmude. Un chapitre de l'histoire des fusiliers marins.* Lire aussi le récit vif de ces batailles de Albert Houlgard. *Un anniversaire de la bataille des Flandres* (octobre, novembre 1914, in *Je sais tout*, Hachette 1915. — De Civrieux, dans : *La bataille, celle d'autrefois et celle d'aujourd'hui.* Paris, Hachette, 1916, nous donne également une description captivante de cette Bataille des Flandres.

***

Dans les *Batailles de l'Yser*, de *Dixmude*, d'*Ypres*, la même tactique sera suivie. C'est le coup de bélier répété, la bataille furieuse, acharnée, sans cesse reprise sur le même point. Les Allemands lancent leurs unités par masses profondes, sans souci des pertes. Les contingents alliés ont déjà pris part à bien des batailles ; les contingents allemands sont frais, composés surtout d'adolescents volontaires, soudés par une inexorable discipline.

Nos troupes auront à soutenir d'abord un effroyable bombardement, puis quand l'ennemi les croira ébranlées, il lancera sur elles des effectifs denses que les obus, les fusillades, les mitrailleuses faucheront. L'attaque brisée se reformera ou se renouvellera avec de nouveaux contingents. Maintes fois la baïonnette terminera la lutte dans un pressant et très meurtrier corps à corps.

Bataille de l'Yser, de Dixmude et d'Ypres. — J'en rappellerai très succinctement les péripéties. Du 17 au 21 octobre, l'effort est supporté surtout par les armées belge et française, près de Nieuport. Quinze assauts plus furieux les uns que les autres se succèdent. Nos fusiliers marins opposent aux Allemands une invincible résistance, et brisent momentanément le colossal élan ennemi. Du 24 au 27 l'offensive allemande augmente encore de violence ; le 30 son effort est vaincu. Dix fois les colonnes sont trouées, dix fois elles se reforment. Elles finissent par se fondre sous le feu des obus et des mitrailleuses. La rupture opportune des digues et l'ouverture des écluses de Nieuport, noient le terrain occupé par les Allemands ; ils laissent là des milliers des leurs et ceux qui atteignent les jetées sont décimés.

Dominés sur l'Yser ils bombardent Dixmude, puis se reportent sur Ypres, après avoir renouvelé leurs troupes. *Seize corps* d'armée, dont la garde et le XVe corps venu de Strasbourg s'opposent là avec acharnement à *dix corps* alliés éprouvés par de récents combats (Général Foch). L'armée belge est épuisée, l'armée anglaise a subi des pertes effroyables et telles que le Maréchal French parle de la refaire en seconde ligne. Le 30 octobre la situation est critique. Le 1er novembre « l'Empereur Guillaume lance ses masses sur nos lignes, furieusement, en colonnes serrées par divisions, les fifres et

les tambours en tète, les officiers à cheval comme pour
la parade, les hommes alignés et chantant. Nos canons
et ceux des Anglais les ont fauchés. Le soir il y avait devant nos lignes des dunes de cadavres ». (Zurlinden). La
lutte néanmoins se continue ; le 11 novembre, le front
britannique est percé par la garde prussienne ; il se reprend après une charge à la baïonnette. C'est le point
culminant de la bataille ; le 15 l'accalmie était générale,
les Allemands ne quittaient plus leurs tranchées.

Ils avaient perdu là 120.000 hommes. Dans certaines
tranchées de 1.200 mètres on a trouvé 2.000 de leurs
cadavres (1). On estime que 30.000 morts allemands
restèrent aux rives occidentales de l'Yser, que 30.000
autres cadavres germaniques couvrirent le sol de la
plaine et les rues des villages depuis les champs d'Y-
pres jusqu'aux rives de la Scarpe. Les fusillers marins
de l'amiral Ronarc'h opposés à la garde prussienne, de
six mille étaient réduits à deux mille, mais ils avaient
tué 10.000 ennemis (2). Leurs charges à la baïonnette, avaient été irrésistibles. Devant de pareils chocs,
dans des assauts d'un acharnement aussi sauvage, nos
pertes, aujourd'hui imprécisées, n'avaient pu qu'être
cruelles. Ce qu'on peut dire c'est qu'elles furent infé-
rieures à celles de notre adversaire.

Après de tels contacts, les blessures reçues à très
courte distance devaient prendre presque toujours un
caractère de haute gravité immédiate.

Particulièrement intensif fut la tâche du Service de
santé de première ligne.

(1) *Bulletin des Armées.*

(2) Ils avaient protégé la retraite des Belges venus d'Anvers,
avant d'arriver à l'Yser. Vingt jours et vingt nuits ces 6.000
hommes avaient tenu tête à 50.000 allemands. La fureur de nos
ennemis fut au comble quand ils apprirent qu'ils n'avaient eu
affaire qu'à des effectifs aussi restreints et qu'ils les opposèrent
à la médiocrité de leur triomphe.

Comme à St-Privat, et comme la chose se renouvellera
parfois pendant la guerre des tranchées, la lutte la plus violente eut pour théâtre le cimetière. Là les cercueils à cause de
l'extrême perméabilité du sol flamand ne sont pas descendus à
plus de cinquante centimètres de la surface du sol. Maints fusiliers marins furent blessés par des esquilles d'ossements. — DE
CIVRIEUX. *La bataille, celle d'autrefois et celle d'aujourd'hui,*
o. c., p. 69.

Après la bataille des Flandres commence la lutte d'usure, la guerre de tranchées, la lutte de positions.

Guerre des tranchées.

C'est une véritable guerre de siège offensive et défensive, non plus circonscrite au périmètre d'une place forte, mais étendue à un front rectiligne, continu, de plus de 500 kilomètres allant de Nieuport à Belfort. Les perfectionnements qu'elle a subie ne rappellent que de loin les souvenirs de la guerre de Crimée, des Boërs, de Mandchourie.

Il n'est point inutile d'en retracer les procédés et le caractère.

En regard et près de l'ennemi, le retranchement ou fossé de la première ligne a été établi en des points imposés. Deux, trois autres lignes *parallèles*, parfois plus, inégalement distantes, ont été, par contre, tracées en des endroits choisis. Les parois de ces fossés larges de 0 m. 60 sont d'une hauteur supérieure à la taille de l'homme (2 m. et plus). Souvent une couverture de fortune doublée de terre, un treillis de fer les recouvre. Leur fond est simple ; double il facilite l'écoulement des eaux.

De distance en distance sont des *saillants* ou des *rentrants* plus larges, armés de mitrailleuses. Comme les fossés ils présentent, du côté de l'ennemi, des meurtrières bouchées en partie par des sacs de terre, des plaques d'acier ménageant les unes et les autres, des rainures étroites pour le fusil. Les parois sont creusées d'*abris* plus ou moins profonds pour les officiers et la troupe.

Les *parallèles* sont réunies par des *boyaux de communication* linéaires ou sinueux ; ces boyaux atteignent, d'autre part, des *points d'appui* (habitations, villages, bouquets de bois) ou se prolongent vers l'arrière pour servir de voies d'accès ou de départ. C'est dans ces points d'appui que sont installés les *postes de secours*.

En avant des premières lignes, des fils de fer barbelés établis en profondeurs variables, parfois de dix mètres et plus, élevés au-dessus du niveau du sol, puis des chevaux de frise, des trous de loup, des chausses-trapes, procédés de défense anciens, créent de nombreux obstacles. Des *postes d'écoute* entourés, eux aussi, de fils de fer barbelés, abritent des avertisseurs, sortes d'enfants perdus.

En général, les Allemands établissent trois lignes de tranchées. La plus avancée est la ligne de résistance ; la deuxième à 50 ou 100 mètres en arrière est la ligne de repli, aménagée comme la première ; la troisième, plus loin, est la tranchée des contre-attaques.

Certains points particulièrements précieux pour la défense sont l'objet de travaux à tel point multipliés et perfectionnés, qu'ils constituent de véritables forteresses massives, souterraines, parfois munies de tourelles blindées, pourvues d'une artillerie lourde formidable ou de nombreuses mitrailleuses, défendues à l'extérieur par des fils barbelés. Leurs abris établis à 6, 8, 10 mètres au-dessous du sol représentent de véritables et sûres casemates (Labyrinthe, Bois Sabot, etc.)

D'autres appuis, puissamment fortifiés, moins redoutables cependant sont les fortins, les blockaus. Ils flanquent parfois les lignes de tranchées.

Des villages dont on se contentait naguère de créneler les murs et d'obstruer les rues, subissent aujourd'hui, quand ils servent d'appuis, des transformations surtout souterraines qui en rendent l'accès particulièrement redoutable. Les cours, les caves, des réduits abritent des pièces d'artillerie. De nouvelles voûtes épaisses de maçonnerie de béton, recouvrent celles des caves ; les soupiraux servent de bouches aux mitrailleuses qui enfilent les rues ou les barrent. Des ouvertures ménagées dans les murs des caves les font communiquer entre elles sur de grandes étendues, les transformant en couloirs de catacombes, les solidarisant pour la défense ou le repli et leur sol creusé à grande profondeur ménage aux occupants des abris relativement sûrs contre les gros projectiles. Le village de Vauquois était un modèle de village fortifié.

La guerre souterraine que ces fortifications diverses ont fait revivre, a fait reprendre à l'arme du génie des procédés anciens, les *galeries de sape*, galeries offensives les *contre-sapes* défensives, galeries à tronçon d'abord unique, terminé par des diverticules, des fosses divergentes qu'on avance sous les tranchées de l'ennemi. Au fond des diverticules de ces galeries des *fourneaux de mines*, puissamment chargés d'explosifs, bouleversent, détruisent les tranchées, préparent d'énormes entonnoirs, vite occupés par l'adversaire qui prend pied sur la ligne de l'ennemi dont il n'est séparé que par des rangées cloisonnantes de sacs de terre.

Des canalisations creusées à pic (*camouflets*), bourrées d'explosifs, interrompent le travail de la sape ou de la contre-sape, en comblant leurs galeries.

Le tir du fusil ne peut guère atteindre les défenseurs de tranchées qu'au moment du déclanchement d'attaques. Des engins de *tir plongeant* remplacent la balle, c'est la *grenade* et ses dérivés, la *bombe* chargée d'explosif lancée par le fusil ou le mortier, le *crapouillaud*, son analogue allemand le *minenwerfer*, l'*obus torpille*. Ces projectiles sont lancés par dessus les parapets ; au cours d'une attaque ils sont projetés directement dans les tranchées envahies.

Une attaque de vive force est généralement précédée d'une préparation longue par les gros projectiles de l'artillerie qui bouleversent les tranchées, en tuent les défenseurs. L'artillerie de campagne, avec ses projectiles explosifs complète le balayage, fauche par des tirs de barrage l'espace compris entre la première et la deuxième ligne voire les lignes successives pour s'opposer à l'arrivée de renforts. Le déclanchement de l'infanterie ne s'opère que quand ces tirs préparatoires et protecteurs ont eu leur plein effet ; l'arme blanche et la grenade sont alors ses armes. A mesure que l'attaque progresse, les tranchées prises sont remises en état car la contre-attaque suit d'ordinaire de près l'attaque et ses procédés sont identiques.

Bien surannée est donc devenue la formule acceptée naguère comme un dogme : Quand deux troupes sont à 300 mètres de distance, l'une d'elles lâche pied. Dans la lutte des tranchées le combat corps à corps à courte distance devient la règle, après une préparation formidable d'artillerie, l'emploi colossal d'explosifs.

Depuis la bataille des Flandres, il n'est pas de jours où sur un front occupé par les quatre-cinquièmes des forces allemandes, le canon n'ait fait entendre sa voix, bouleversé des tranchées, tué ou blessé leurs défenseurs. Se sont espacées, dans cette guerre d'usure, les emprises de positions importantes, imposant des combats sanglants durant plusieurs jours, parfois des mois. Enfin des luttes effrayantes, à but stratégique, portées sur des fronts plus ou moins étendus (Artois, Champagne, Argonne et Meuse) ont été déclanchées pour river l'adversaire et l'empêcher de porter ses troupes sur un autre front menacé.

Les articles de la presse quotidienne, des récits de blessés, surtout les Comptes rendus officiels détaillés, nous ont renseigné sur les aspects de ces luttes. Ils en traduisent la physionomie avec des détails bien faits pour fixer notre intérêt de métier. Peu de ces prises de positions retranchées sont plus instructives que celles dont nous croyons devoir donner de très courts résumés.

L'avance dans le bois d'Ailly.

La description de l'*Officiel* fait pressentir quels efforts de volonté sont nécessaires aux combattants pour tenir plusieurs jours dans une pareille fournaise, dans des tranchées qui, en une heure et demie, vont recevoir une vingtaine de mille obus de tous calibres ; quelle impression, quel ébranlement profond ce roulement de tonnerre continu devait laisser aux blessés. Elle fait ressortir, avec le courage calme des brancardiers, les difficultés et les retards d'une relève et d'une évacuation pour lesquelles il faut attendre une diminution dans l'intensité du bombardement et qui ne peuvent s'effectuer que sur un terrain de toutes parts profondément bouleversé par les gros projectiles et arrosé par la mitraille.

Sur la corne angulaire d'une croupe, les Allemands avaient organisé un retranchement très fort « le fortin » et dans le bois même, les tranchées s'étageaient en trois lignes de feu communiquant avec l'arrière par des boyaux.

Notre artillerie, le 5 avril 1915, dirigea sur les défenses des gros obus d'artillerie lourde, des obus explosifs de 75, des torpilles aériennes lancées à courte distance, qui bouleversèrent les parapets. On voyait les cadavres, les armes et la terre projetés au-dessus des tranchées au milieu de la fumée. Les arbres ébranchés, brisés, jonchaient le sol.

Les défenses accessoires qui protégeaient les tranchées étaient détruites ; la ligne des fils de fer hélicoïdaux aux arêtes vives, résistant aux plus fortes cisailles, était entamée en larges brèches par le 75. Ce bombardement, au dire des prisonniers, leur avait laissé une impression d'angoisse et de folle épouvante.

A midi, cinq fourneaux préparés sous le parapet et à proximité du fortin explosaient, *anéantissant la garnison de l'ouvrage* et provoquant la panique dans les tranchées voisines. C'était le signal de l'attaque.

Les fantassins sortent rapidement des tranchées ; en trois vagues successives ils abordent l'ennemi sans tirer un coup de fusil, la baïonnette en avant. Des équipes de bombardiers marchaient en tête, la musette pleine de grenades à main. Les combattants étaient également armés de « calendriers » petites boîtes d'explosifs fixées sur des raquettes de bois qu'on lance à la façon du diabolo ; des sapeurs du génie suivaient. Les tranchées sont prises à revers, leurs défenseurs écrasés à coups de grenades ou cloués à terre à coups de baïonnette. Les sections de mitrailleuses qui avaient suivi l'attaque se mettaient immédiatement en position dans les tranchées conquises.

Le lendemain, l'action est reprise. Sur l'un des secteurs de l'ouvrage, des compagnies après avoir enlevé trois lignes ennemies sont obligées de se replier ; l'artillerie adverse a réagi, une contre-attaque est arrêtée par nos canons. La nuit vint. Six compagnies allemandes étaient anéanties. Mais disposant alors de stocks considérables de munitions venues de Metz, l'ennemi cherche à reprendre par le canon ce qu'il n'a pu reconquérir à la baïonnette. En une heure et demie une vingtaine de mille obus de tous calibres, surtout de grosse artillerie, est lancée sur nos tranchées. C'était un roulement de tonnerre continu. Toute la colline disparut dans un nuage de fumée ; les communications furent coupées. A un moment le bombardement diminua d'intensité. On put évacuer les blessés et relever les troupes de première ligne. Une trentaine d'hommes étaient atteints de troubles nerveux. Les pertes avaient été sensibles, la proportion des blessures légères heureusement assez forte.

Le lendemain, dans l'un des deux secteurs, combat très âpre, lutte à coups de grenades dans les boyaux, combat individuel, corps à corps dans ces étroits cheminements. L'ennemi oppose une résistance acharnée. Ce point est évacué et un bombardement violent a raison de l'adversaire. Dans l'autre secteur, progrès. Les pertes de l'ennemi étaient importantes. Déjà la veille nous avions compté 200 cadavres. Dans la tranchée conquise le 6, nous trouvâmes des morts entassés sur trois rangs. Toute la garnison des ouvrages avait été anéantie.

Le 8, toute l'artillerie de la région de Saint-Mihiel concentre ses feux sur le terrain perdu. Pendant deux jours (7, 8) nous eûmes à repousser huit contre-attaques. Quelques-unes furent arrêtées à 20 mètres. Chaque contre-attaque était précédée d'une canonnade violente.

Du bois d'Ailly il ne reste plus aujourd'hui que quelques tronçons meurtris. C'est un champ de désolation nivelé par les obus. Pas un pouce de terrain qui n'ait été retourné par les explosifs... Dans cet enfer, sous une tempête de fer et de feu nos hommes se sont maintenus. Il n'y avait plus d'abris. Certaines tranchées étaient comblées, les boyaux de communication étaient coupés. Et cependant les agents de liaison passaient à travers la mitraille, les brancardiers passaient et transportaient les blessés.

Les obus tombaient sans trêve. On voyait des hommes courir de place en place pour éviter les points battus. Ailleurs ils s'étendaient au fond de la tranchée, sur le ventre, protégés par leurs sacs, serrés les uns contre les autres.

Le 10, nouvel assaut des lignes ennemies après une préparation d'artillerie. Le 23 le calme était reparu au bois d'Ailly (1).

Prise de Vauquois.

La prise de Vauquois, en Argonne, c'est l'épidémie terrible de traumatismes graves, la lutte féroce, acharnée contre un ennemi puissamment retranché et dont les éléments engagés successivement ont du être tour à tour retirés du front à cause de l'importance de leurs pertes. Ce qui précise son degré de résistance, c'est le corps à corps, la guerre des rues. La mitrailleuse joue ici un grand rôle et elle lance tous ses projectiles dans la zone dite explosible. Ravitaillements et évacuations suivent les mêmes boyaux, la nuit, et non seulement se créent par la force des choses de mutuels obstacles, mais en opposent encore à la relève et au remplacement des effectifs.

Niché sur un éperon haut de 130 mètres, Vauquois était une position formidable ; tel qu'il était organisé, il représentait une véritable forteresse. Ses caves creusées dans le roc offraient à l'ennemi des abris à l'épreuve des projectiles de l'artillerie de campagne. Des couloirs souterrains avaient été construits par les allemands entre ces caves qui constituaient un système défensif de premier ordre. Les rues avaient été excavées pour que les soupiraux devinssent des meurtrières à hauteur d'hommes.

Il fallut trois jours de combats acharnés pour prendre pied sur le plateau et dans la moitié du village. Dans une préparation formidable d'artillerie, les voûtes rocheuses des caves avaient été en partie effondrées, les gros projectiles avaient creusé dans leur sol des entonnoirs de quatre mètres de profondeur et de huit mètres de diamètre. Chaque cour, chaque maison ou du moins ce qui en restait dans ce village ruiné dut être conquis

(1) Communiqué officiel. Reproduit in Jollivet, o. c. p. 47).

pied à pied. C'est une guerre de rues d'une âpreté féroce contre un ennemi très en force. Des contre-attaques nous font perdre notre avance. En deux jours, quatre fois nous sommes montés à l'assaut de Vauquois, quatre fois nous avons été refoulés par les feux d'écharpe des allemands. Nous y avons subi des pertes sérieuses. A un moment donné les deux adversaires restent séparés l'un de l'autre par la rue du village qu'enfilent les mitrailleuses de l'ennemi ; d'autres mitrailleuses tirent par les soupiraux des caves. C'est la lutte à la mitraille à bout portant. La nuit du 28 février, les boyaux étaient encombrés par les évacuations et les ravitaillements.

Au bout de six jours, au prix de difficultés terribles, après de nombreuses attaques et contre-attaques furieuses, nous sommes en possession de Vauquois. (1)

Les Eparges.

Quels souvenirs à la fois glorieux et tristes, n'évoque pas le nom des *Eparges*? Les pertes y furent considérables, supérieures à celles de maintes grandes batailles aux noms immortels. Cette lutte nous apporte aussi des enseignements.

Sur cette crête des Hauts-de-Meuse, en février comme en mars 1915, les combats présentèrent, dit-on, le même acharnement comme le même caractère tactique : préparation intense d'artillerie, assaut très prompt, commencé à 600 mètres des premières tranchées allemandes, c'est-à-dire dans la zone déjà grave des traumatismes du fusil ; corps à corps violent dans des attaques et contre-attaques répétées ; évacuations à découvert, obstacles singuliers qui leur sont apportés par le détrempement du sol.

Le Communiqué officiel nous a décrit les combats d'avril qui nous ont mis en possession de cette position formidable. Il porte à 30.000 les pertes allemandes et estime les nôtres à la moitié.

Des torpilles aériennes, nous dit-il, pulvérisèrent parfois des rangs entiers des nôtres ; des galeries souterraines faisant communiquer des tranchées avec le réduit principal permirent à nos adversaires de tirer sur nous par derrière ; à découvert par la force des choses, se faisaient nos attaques, l'arrivée des renforts, nos ravitaillements et nos évacuations tandis que les ravitaillements en hommes, en munitions et les évacuations de

(1) Passim in *Comment nous sommes entrés à Vauquois*. (Officiel) reproduit in Gaston JOLLIVET. *Trois mois de guerre, février, mars, avril 1915, o. c.*, p. 20.

l'ennemi pouvaient s'effectuer dans des abris profonds, cavernes de catacombes. Seize batteries lourdes allemandes disséminées dans la plaine ne cessèrent de couvrir de leurs feux infernaux les boyaux et les places d'armes conquises.

Chose surprenante : les pluies continuelles avaient détrempé le sol au point de constituer « un redoutable obstacle ». Nous avons eu là des hommes non blessés noyés dans la boue ; quant aux blessés, beaucoup n'ont pu être sauvés à temps de la fondrière dans laquelle ils étaient tombés (1).

Batailles d'Artois. — Le Labyrinthe.

Au Labyrinthe, c'est la même lutte corps à corps. Cette position déjà très puissante par elle-même, avait été renforcée d'un dédale de blockaus, d'abris, de tranchées, de boyaux inextricables. On eût pu la juger inexpugnable.

L'opération menée par 3 régiments, devait consister eu un assaut bien préparé, vivement mené et dans la poursuite, *pas à pas* de l'adversaire à l'intérieur des boyaux. De nombreuses batteries de 77, 150, 210, 280, 305 concentraient leurs feux sur nos troupes au départ. Dans une charge furieuse, des barricades et des fortins furent pris, d'autres nous arrêtèrent. Dans les boyaux, les éléments d'attaque à coups de grenades, tête nue, en bras de chemise, sous un soleil ardent, luttaient pied à pied contre les Allemands qui reconstruisaient à mesure leurs barricades démolies. La résistance fut aussi furieuse que l'attaque. La lutte dura plusieurs jours.

Les Allemands perdirent un régiment entier, on fit un millier de prisonniers, le reste trouva la mort ; un autre régiment fut décimé. « Nos pertes se montèrent à 2000 hommes dont beaucoup de blessés légers. » (2)

Les affaires de la *bataille d'Artois* (Vermelles, Notre-Dame-de-Lorette, Ablain-St-Nazaire, Carency, Neuville-St-Wast, Givenchy-en-Gohelle, Souchez), présentèrent le même caractère de persistante violence. Elle était imposée par la résistance de positions des plus solidement organisées, presque inexpugnables, comme l'était le Labyrinthe.

A la Sucrerie et au moulin de Souchez, l'intensité et

(1) *Rapport officiel.*

(2) *La conquête du Labyrinthe*, 30 mai, 19 juin, *in* JOLLIVET, o. c. p. 51.

la continuité de notre feu ne permit pas aux Allemands d'enterrer leurs morts. Notre Rapport officiel dit que le sol et le sous-sol du moulin étaient pleins de cadavres qui, depuis plusieurs jours, attendaient la sépulture. On dut, en trois semaines, enterrer là 3000 allemands. Nos pertes avaient été quatre fois moindres que les leurs. (1)

Batailles entre l'Oise et l'Aisne.

Entre l'Oise et l'Aisne, au saillant de *Quennevières*, la lutte prit un caractère de soudaineté inouïe. Ce fut la bourrasque meurtrière. En *une heure et demie*, nous avions 1500 blessés.

Quennevières était organisé en fortin. Après la préparation d'artillerie habituelle, les zouaves se lancèrent impétueusement à la baïonnette contre l'ennemi. En une heure et demie, montre en main, nous dit l'Officiel, 2000 allemands étaient hors de combat. D'un régiment prussien, le 86, il ne restait que 250 survivants. Les pertes totales de l'ennemi dépassèrent 3000 hommes. Nous avions eu de notre côté, 250 tués, 1500 blessés. La plupart présentaient, dit-on, des blessures légères par éclats d'obus. Les lésions par balles étaient peu nombreuses (6 juin 1915).

Même âpreté furieuse à *Touvent* ; sa double ligne de tranchées était défendue par un régiment (régiment badois n° 170) ; elle était minée en partie. « Ce régiment fut mis en totalité hors de combat. Tués ou prisonniers aucun homme n'échappa ; les réserves furent également en partie détruites. »

Batailles de Champagne.

Dans la bataille sur le front de Champagne, opération de stratégie distante, nous furent opposés cinq corps d'armée allemands. Leurs pertes furent, dit-on, énormes, les nôtres également élevées. La lutte présenta le même caractère que sur le reste du front : duel effréné d'artillerie, suivi de corps à corps, et l'on sait ce que cela signi-

(1) JOLLIVET, o. c.

fie au point de vue de la gravité de nos traumatismes. Sur une partie du terrain conquis, on trouva 10.000 cadavres allemands. Deux régiments de la garde ont été à peu près anéantis. Un commandant de compagnie a déclaré que chaque rafale de notre artillerie abattait trente hommes par compagnie dans les tranchées allemandes. Des brancardiers divisionnaires capturés par nous, ont fait connaître que, pendant trois semaines, ils ont eu à transporter chaque nuit, pour leur seule division, 400 grands blessés (sans compter les blessés pouvant marcher). Le moral des prisonniers était très bas. Des cas de folie se sont produits. Etant données les résistances que nous avons rencontrées, nos pertes furent également élevées.

Au *fortin de Beauséjour*, où des compagnies d'infanterie coloniale luttèrent, sur place, quinze heures de suite et où les nôtres eurent à refouler six contre-attaques de formations denses, notre feu anéantit en quelques instants la valeur d'un bataillon. Mais nos pertes furent sensibles. Le feu était à un moment donné infernal, les contre-attaques violentes, cependant la tenacité de nos hommes était telle qu'ils avaient déclaré à leurs officiers qu'ils mourraient tous sur place avec eux.

A *Souain*, la lutte fut particulièrement âpre. L'enlèvement du *bois Sabot* est un combat épique, mais nous payons cher notre succès. La prise du bois Sabot est le fait le plus saillant des batailles de l'hiver 1914-15. Les Allemands eurent là 10.000 tués.

Cette position dominante, était puissamment pourvue de tranchées solidement armées. Aux attaques succédèrent des contre-attaques. Certains points étaient intenables. Dans un mouvement de repli, un blockaus est démasqué. C'est un ouvrage puissamment organisé avec mitrailleuses défilées. On s'est battu une heure sur ses parapets ; on a dû, la nuit ronger à la pelle et à la pioche l'ouvrage allemand, sous un feu à bout portant. (1)

Cent fois, pendant les semaines que dura la bataille de Champagne, la lutte présenta ce degré d'acuité.

En somme, après la bataille des Flandres, sur tout le

(1) *Officiel.* — *Notre action en Champagne, son but, son résultat*, et JOLLIVET, o. c., p. 4, 22, 26.

front, qu'assiègent ou que défendent cinquante-deux corps d'armée allemands, c'est le combat presque journalier ou le guet armé ; c'est à certaines périodes, l'action à plus large envergure, mais revenant toujours au bombardement intense, à l'assaut à l'arme blanche, à la ruée à coups de grenades à la main, que cette action s'arrête à Notre-Dame-de-Lorette, au bois Le Prêtre ou à l'Harmantswillerkopf.

La *bataille de l'Artois* prendra, au moment de l'offensive austro-allemande en Galicie, une grande envergure ; la *bataille de Champagne*, constituera le fait de guerre le plus considérable de cette période et méritera à bon droit tant par l'énergie, l'héroïsme déployé que par l'étendue formidable des pertes, le nom de bataille de géants. L'appellation ne désignera pas un fait d'armes unique comme les noms d'Austerlitz ou de Wagram, mais des actions multiples, plus ou moins considérables, prolongées, relevant de la même méthode de combattre, donnant lieu aux mêmes traumatismes d'artillerie, suivant la même proportionnalité. Carency, Ablain-St-Hilaire, Notre-Dame-de-Lorette, Souchez, Neuve-Chapelle en Artois, ressemblent à notre point de vue à Ville-sur-Tourbe, Souain, Tahure, Navarin, Mesnil-Beauséjour, comme ceux-ci, à la Grurie, St-Hubert, Bagatelle, au Four-de-Paris, à La Harazée en Argonne, à Vauquois, Cheppy, Malancourt, aux Hauts-de-Meuse, à l'Hartmantswiller et au Ban de Sapt, en Alsace et en Lorraine.

Considérations générales sur la guerre des tranchées. — La guerre des tranchées accuse de jour en jour la prédominance de l'emploi des projectiles d'artillerie de tous calibres. Il s'en dépense sur tous les fronts des Alliés en phénoménales proportions (1).

(1) On s'étonnait déjà quand on pensait à la prodigieuse consommation qui naguère en était faite. En Champagne n'avionsnous pas tiré 100.000 obus en un jour ; n'avait-on pas compté que sur un front étendu, 180 obus avaient été lancés en une heure ou deux sur un mètre de tranchées ? Dans une attaque récente en Artois, nos alliés les Anglais n'avaient-ils pas en quelques jours dépensé plus de gros projectiles qu'ils n'en avaient usé pendant la campagne des Boërs ? Ces proportions sont aujourd'hui maintes fois dépassées.

Aussi n'a-t-on pas lieu de s'étonner si la proportion relative des blessures par les diverses armes, est actuellement renversée et si celle de 80 % de plaies par balles est remplacée par celle de 85 % de plaies par éclats d'obus et de grenades. Dans les 15 % restants, les blessures par balles de fusil et de mitrailleuses n'entreraient même, d'après Bonnette, que pour 10 %. Les explosions de mines, les effondrements des abris se révèleraient par une proportion de 3 à 4 % et les plaies par armes blanches par 0 ou 1 % (1).

Les grosses et petites marmites destructives des plus formidables obstacles, creusent dans le sol des puits énormes, soulèvent des tonnes de terre et de pierres, pulvérisent tout ce qu'elles rencontrent. L'homme est un élément bien fragile devant pareil engin. Quand il échappe à leur action directe, il est soumis à la puissance de leur souffle, à l'intensité du bruit de leur explosion. Comme le sol, il subit un violent ébranlement, une commotion cérébro-médullaire momentanément paralysante ou persistante. Dans les comptes rendus officiels, on parle parfois de l'hébétude, de la stupeur, des hallucinations des hommes peu après un bombardement intense et prolongé. On se demande même comment à d'aussi infernales explosions, renouvelées pendant des jours et des jours, il puisse y avoir une sorte d'accoutumance. Bien plus, on a lieu d'être surpris du contraste singulier de sidérés et de ceux qui, sortis de la fournaise, songent à alimenter de leur gaité gouailleuse l'*Echo des tranchées*, le *Courrier des gourbis*, le *Petit moniteur des Poilus*.

L'obus à ailette se montre, paraît-il, au point de vue des effets de l'explosion, particulièrement effrayant.

Déjà avant cette guerre, l'obus explosif de campagne tendait de plus en plus à se substituer au schrapnel dont les effets destructifs visaient surtout le but humain. Dans la guerre de siège, l'obus explosif est devenu dominant et il est à supposer qu'il remplacera complètement l'obus à balle. A courte distance, les effets de ses fragments sont incontestablement plus nocifs que

(1) Bonnette. — *Notes de guerre. L'évolution de la chirurgie militaire,* in Progrès Médical, n° 1, janvier 1916.

ne le sont ceux des balles rondes des schrapnels, mais ils perdent rapidement leur force vive.

Les projectiles explosibles lancés à la main, les grenades et leurs dérivés, ceux que lancent les mortiers, donnent des éclats qui produisent les effets des obus explosifs de l'artillerie de campagne, à courte distance. Avec les grenades, les blessures multiples sont devenues fréquentes. On en a compté plusieurs centaines chez certains blessés. J'ai vu des blessés dont le dos et les cuisses surtout étaient littéralement tatoués de leurs petits éclats.

La balle du fusil est de plus en plus supplantée. Ses blessures sont relativement rares ; on en voit de moins en moins dans les formations sanitaires et celles qu'on observe sont produites surtout par les balles de mitrailleuses identiques, il est vrai, de forme et de qualités balistiques à la première. La mitrailleuse des lignes de tranchées, des saillants, des blockaus, est devenue une arme terrible et d'un emploi qui tend de plus à s'étendre. Maniée par un seul homme, ne représente-t-elle pas la valeur défensive de 13 fantassins ? Qui n'a lu que nos ennemis confient des défenses désespérées à des hommes qu'ils enchaînent à leurs mitrailleuses ? Une mitrailleuse non détruite dans un retranchement par les explosifs peut compromettre le sort d'une attaque. Nous avons vu qu'à Vauquois la progression de nos troupes fut empêchée surtout par des mitrailleuses installées dans des caves et qui balayaient les assaillants engagés dans la rue principale de ce village.

Tirant à cinquante centimètres au-dessus du sol, la mitrailleuse fauche tout devant elle, multiplie au besoin ses coups sur le même point et les fixe en particulier sur les membres inférieurs et l'abdomen.

Tandis que les éclats des projectiles explosifs en général limitent leur action au but touché, la balle de la mitrailleuse, comme la balle du fusil d'ailleurs, a une puissance perforante tout autre. Ne sait-on pas depuis longtemps qu'elle peut traverser le corps de plusieurs hommes placés l'un derrière l'autre ? Lorsqu'elle prend donc d'affilée des colonnes d'infanterie se ruant à l'attaque, ses effets ne sont plus seulement proportionnels au nombre des balles tirées, mais multipliés surtout par le nombre de corps traversés. Bien plus sa puissance nocive, destructive des tissus, s'accroît dans ces atteintes rapidement successives. J'ai montré que les blessures de la balle augmentaient en général de dimensions avec sa progression. De diamètres plus ou moins faibles sur le premier homme traversé, elles sont déjà plus grandes sur le deuxième homme, et peuvent être énormes sur le troisième et le quatrième. C'est que sa masse n'agit plus seule ; elle est secondée par les éléments divers (tissus, parcelles de vêtements, etc.) qu'elle rencontre, qu'elle projette et qui constituent autant de nouveaux projectiles ; les déviations sont encore ici à invoquer. La tactique allemande des formations en colonnes denses expose donc plus que la nôtre à une vulnérabilité générale sous l'action de projectiles de toutes sortes. Elle expose aussi plus à la vulnérabilité spéciale que nous avons ici en vue.

Tirée d'ordinaire à courte distance, la balle de la mitrailleuse a déjà tendance à produire des effets dits explosifs en raison de sa grande vitesse. La balle S allemande constituée non plus par un lingot unique comme la nôtre mais par un lingot encapuchonné par une enveloppe susceptible de se séparer et de se subdiviser, cette balle a toutes les qualités requises pour accentuer encore, à ces distances de tir, des effets explosifs.

Les engins de l'artillerie, les balles des mitrailleuses et des fusils ne sont pas les seuls agents de la défense et de l'attaque dans la guerre actuelle des tranchées. Les Allemands faisant retour à des procédés du moyen-âge ont repris l'usage des gaz *suffocants, asphyxiants, lacrymatoires, du vitriolage, des jets de flamme.* Après les premières rafales d'artillerie sur les tranchées, l'action se complète souvent par l'emploi de projectiles répandant des gaz lourds, asphyxiants, qui atteignent les défenseurs dans leurs abris.

Nos adversaires ont la priorité comme l'odieux de l'emploi de pareils moyens. Pendant longtemps les Alliés ont hésité à répondre du tac au tac. Les comptes rendus officiels témoignent que notre première réserve n'est plus suivie.

La guerre des mines, les explosions des obus ont multiplié, avec les enfouissements, les asphyxies, les gros traumatismes cavitaires, les lésions plus ou moins graves, (contusions, fractures) observées dans la pratique journalière. Ce cadre si restreint dans les guerres antérieures s'est aujourd'hui singulièrement étendu. Un chapitre presque nouveau, celui des commotions cérébro-médullaires, s'est ouvert et rempli.

Autrefois pour se préserver la tête des projectiles et des débris lancés par eux, les sapeurs du génie étaient munis d'un casque de fer épais et lourd, du *pot en terre*. L'idée a été reprise et dans nos tranchées la tête est protégée par un casque d'acier réduit presque à sa bombe. Le sac sert souvent à la protection de la poitrine ou de l'abdomen.

La substitution de la guerre de tranchées à la guerre de manœuvres a contribué à transformer les modes d'hospitalisation et de traitement des blessés. Elle a facilité l'hospitalisation sur place ou à peu de distance des lignes. La fréquence et l'apparition rapide de graves complications si étroitement liées à l'abus des projectiles d'artillerie, incitait à le faire. Je rappellerai ici que les postulatas que j'ai formulés dans une Communication faite à l'Académie des Sciences et dont les Généraux en chef des Armées et les Directeurs du Service de Santé ont eu connaissance, n'ont pas été étrangers à un changement si important apporté à des traditions et à des principes contraires, trop immuables (1). Je n'avais jamais cessé d'ailleurs, même pour la guerre de manœuvres, de réclamer dans une large mesure, l'hospitalisation des blessés graves à proximité du front, et dans une Communication Académique de 1912, je proposais déjà de substituer à l'évacuation massive, excessive, à grande distance, l'*évacuation par échelons* (2). Je reviendrai sur ce sujet.

L'intensité et la continuité des luttes, sans arrêt, sans les accalmies consenties ou tolérées auxquelles les guerres antérieures nous avaient habitués, les rafales incessantes et meurtrières de l'artillerie, la succession si rapprochée des attaques et des contre-attaques apportent souvent dans la guerre des tranchées de très sé-

(1) Ed. DELORME. — *Considérations générales sur le traitement des blessures de guerre.* Extrait des *Comptes-rendus de l'Académie des Sciences,* 28 septembre 1914.
(2) Ed. DELORME. — *Guerre des Balkans,* Bull. Acad. Méd. 1912, o. c.

rieuses difficultés au relèvement des blessés et multiplie ses dangers. Là encore le fonctionnement des premiers secours a ouvert de belles pages à l'héroïsme de nos médecins et des brancardiers. Dans l'offensive, ces dangers et ces difficultés ne s'atténuent guère, contrairement à ce qu'on pourrait supposer, parceque le terrain conquis étant le chemin que pourraient suivre les réserves ou les renforts, l'ennemi y concentre ses feux. Ce terrain est même plus dangereux que celui sur lequel les deux adversaires sont aux prises puisque sur ce dernier, l'artillerie se tait. Si les cheminements d'obstacles en obstacles, les séjours plus ou moins prolongés dans les excavations qu'ont creusées les gros projectiles atténuent les risques de combattants avisés, les brancardiers, les médecins ne peuvent y recourir au même degré. A y rester, ils n'accompliraient pas leur œuvre. Les excavations ne servent qu'à des nids de blessés constitués.

Dans les tranchées, l'étroitesse des fosses, leur occupation par les défenseurs, rendent long et difficultueux le cheminement des blessés ; les boyaux de communication avec l'arrière qui servent aussi bien au ravitaillement en hommes, en munitions, qu'aux évacuations, sont souvent encombrés. Le transport, par la force des choses, devient dès lors pénible, d'autant que la relève des blessés s'effectue le plus souvent la nuit. A Vauquois, comme nous l'avons vu, l'encombrement de ces boyaux a mis obstacle au cheminement des troupes et a grandement troublé leur action. Ceux qui, à l'arrière, se font du fonctionnement du Service de Santé à l'avant des conceptions qui concordent avant tout avec leurs théories, méconnaissent ces états de choses, et se troublent à l'idée des lenteurs du transport des blessés, font injure aux sentiments et aux actes de ceux qui, au prix de leur vie, s'évertuent, en dépit des obstacles, et sans y parvenir toujours, à assurer un écoulement aussi rapide et régulier que possible.

Pour apprécier, comme il convient, les efforts que les nôtres ont fait jusqu'ici pour remplir dignement leur tàche, aussi bien pendant la guerre si effrayante et si meurtrière des tranchées que pendant les batailles de manœuvre, on a une source d'information incomparable. Nulle en effet, n'est plus sûre ni d'appréciation plus haute. C'est l'*Officiel*. Elle est uniformément glorieuse pour le Service de Santé de l'avant. Ses éloges, dans leur sécheresse voulue, dans leur répétition uniformément belle et sans trace d'hyperbole, donnent l'impression d'une matière de solidité à toute épreuve, qu'on aurait choisie pour rendre impérissable un monument digne d'un pays. Ses centaines et centaines d'entrefilets forment déjà un volume et ils se continuent. L'activité, le courage poussés souvent jusqu'à soulever l'admiration du Commandement, de tout un Régiment; le dévouement, l'esprit de sacrifice allant jusqu'au mépris constant de la mort s'y affirment sans cesse. A côté de ceux qui tombent sur le champ de bataille, et ils sont nombreux, il y a aussi, on le sent là, comme l'a si bien souligné Janicot, la foule de ceux qui ont fait souvent ce qu'il suffisait de faire pour avoir la même destinée, et dont la mort n'a pas voulu (1). Honneur à eux à tout jamais. Le magnifique Livre d'or qu'ils ont ouvert rejaillira non seulement sur la Médecine militaire, mais sur le Corps médical tout entier.

Sous la conduite de chefs qui payaient d'exemple, les jeunes générations médicales ont été incomparables au feu et leurs pertes si cruelles ne ralentit ni leur élan ni leur abnégation. La belle conduite des médecins auxiliaires et des aides-majors des régiments et des groupes de brancardiers est là toute écrite avec celle de leurs médecins chefs.

Que sous l'arrosage continu de la mitraille, ils dirigent leurs hommes la nuit, à la recherche des blessés tombés entre les lignes, qu'ils identifient les morts, qu'ils fassent assurer les inhumations ; que dans une sorte de geste provoquant, ils aillent jusqu'à cueillir des blessés contre la ligne des fils de fer barbelés, qu'ils poussent l'abnégation jusqu'à se dévouer à ramener le corps d'un chef, cher à sa troupe et soigneusement repéré ; sur le terrain sans relâche battu, sur un espace devenu désertique, où toute ombre et tout bruit sollicitent la rafale, la mort les guettait à chaque minute et cependant ils l'ont affrontée.

---

(1) *A la gloire de la Médecine Militaire*. Légion d'Honneur, Médaille Militaire, Citations à l'Ordre de l'Armée. *Bulletin Médical*, 25 novembre 1915 et 3 juin 1916.

Dans des nids de blessés non protégés qui sont des trous d'obus et qui ne sauraient être autres, on nous dit qu'il leur arrive souvent de panser des blessés soumis, à côté d'eux, à de nouvelles blessures, que parfois, blessés eux-mêmes, ils continuent leurs soins et ne demandent d'assistance qu'après avoir terminé leur œuvre et assuré l'évacuation de leurs hommes. Dégagés des trous dans lesquels l'explosion de gros projectiles les avait enfouis, certains continuent leurs pansements. Dans les excavations de mines à l'atmosphère presque irrespirable, comme dans les tranchées remplies de gaz suffocants, ils raniment des asphyxiés. Le rôle des brancardiers, si périlleux, ne peut être assuré d'une façon constante, qu'autant qu'il sont stimulés par l'exemple et l'exemple là ne leur fait pas défaut. Quand ils hésitent, le médecin se dévoue seul. Plusieurs fois, la citation le rappelle, n'a-t-il pas quitté la tranchée pour ramener le blessé sur son dos ?

Au cours des attaques, ces jeunes médecins ont constitué des postes provisoires dans les tranchées bouleversées ; ils y ont été surpris, pris, ont été forcés de s'y défendre. Avec de pareils dévouements, ce qui paraît impossible est obtenu.

Dans ses Citations officielles, le Commandement rend de fréquents hommages aux qualités de sang-froid, à l'activité, à l'endurance, au courage des médecins-chefs des groupes de brancardiers. Ce sera, pour un médecin, un honneur à nul autre pareil, d'avoir dans cette guerre, dirigé un groupe de brancardiers.

Les postes de secours mettent à la même épreuve le dévouement de ces médecins auxiliaires, aides-majors et de leurs chefs, les médecins-majors. Ces postes sont très souvent établis très près de la ligne et ne peuvent être protégés.

Dans les villages pris maisons par maisons, celle où s'est établi le poste de secours est bombardée comme les autres ; un mur lui servant d'abri s'effondre. Le moral du médecin-major se communique alors à des blessés que l'ardeur de la lutte n'enivre plus et que le traumatisme cloue inertes et souvent inquiets, parce qu'il leur semble être complètement à la merci de tout ce qui peut les atteindre. Il faut les dégager au milieu de débris ; l'obus a rendu l'air irrespirable, il a parfois mis le feu au réduit ; il faut en chercher un autre, faire à quelques dizaines de mètres une première évacuation difficile et des plus périlleuses, car cet obus dont la chute a imposé l'évacuation n'est pas seul ; il est suivi de l'explosion de nouveaux et semblables engins sur le même point et le bombardement recommencera peut être sur le nouveau poste. Tel médecin-major, pendant quinze jours, maintiendra son poste de secours auprès du régiment dans un de ces villages bombardés et il devra le déplacer souvent parce qu'il sera incendié. Tout cela, l'Officiel nous le dit, nous le redit ; c'est son texte que je recopie. Il fait ressortir sans cesse tout ce qu'il faut d'énergie et de grand sang-froid pour dominer de telles situations. Quand à l'arrière on reçoit un blessé, on ne peut se rendre compte de ce qui se mêle souvent de très dramatique à l'application d'un premier pansement, à la coaptation d'une fracture. Dans le lieu où le médecin-major les a assurés, souvent des projectiles sont tombés et ont fait de nouvelles victimes. Des obstacles extraordinaires, insurmontables, se sont donc souvent opposés à des premiers soins réguliers et puis que de difficultés ensuite ne se sont pas présentées au cours de l'exode. Celui du blessé de la rue est bien autrement simple et l'antisepsie ou l'asepsie bien faciles à appliquer quand on n'a à songer qu'à elles.

A la fin de l'hiver 1914 et dans les premiers mois de 1915 des congélations ont été fréquemment observées dans les tranchées. Elles ont donné, surtout à l'arrière, lieu à de nombreux travaux que j'apprécierai. Leur pathogénie surtout a fait l'objet d'intéressantes recherches. C'est elle qui pouvait donner les aperçus les plus utiles pour la prophylaxie.

Une constatation mérite d'être relevée. C'est l'excessive rareté des blessures à l'arme blanche observées dans les formations sanitaires, malgré la très grande part que nos *Communiqués* et les *Rapports officiels* font aux combats à la baïonnette. Insuffisance de la riposte, gravité extrême, quelle en est la raison, je ne saurais en décider ? Toujours est-il que le médecin-major Bonnette nous dit qu'après dix mois de fonctionnement sur le front, son ambulance divisionnaire n'a pas reçu un seul cas de plaie par baïonnette, et que je n'en ai pas observé plus de trois ou quatre sur une centaine de mille blessés que j'ai vus pendant les dix-huit mois qu'ont duré mes Inspections générales.

Les grandes luttes sur le front, telles que la bataille de l'Artois, la bataille de Champagne, la bataille de Verdun ont causé des pertes considérables que pour des raisons diverses il est impossible, surtout pour nous, à l'heure actuelle, de préciser. Dans les combats entre Meuse et Moselle, de février à avril 1915 les Allemands ont perdu 30,000 hommes. La bataille de Champagne, dans son ensemble, a coûté, dit-on, aux Allemands, 150.000 hommes soit 40 à 50 % des effectifs engagés (1).

Nos pertes ont été cruelles, au dire des Rapports officiels, à Verdun où l'ennemi dans des offensives folles, faites sans souci de la fonte de ses effectifs, a vu près de 500.000 de ses combattants hors de combat. Sans doute un très grand nombre des blessés est récupérable, la saignée n'en est pas moins extraordinaire et telle qu'on ne lui trouverait pas d'analogie dans les guerres antérieures. Des batailles localisées, qui se perdent aujourd'hui dans l'ensemble des opérations, marquent par la proportion des morts et des blessés autant que des batailles qui ont autrefois décidé du sort des nations. A Neufchapelle, les Anglais ont eu 10.000 *tués*, les Allemands 15.000. Il ne peut en être autrement étant donnés l'âpreté de la lutte, l'abus des projectiles d'artillerie, la tactique allemande de l'attaque et de la contre-attaque en colonnes denses, que les feux de barrage balayent.

Tel est le tableau très sommaire des principaux enseignements médico-chirurgicaux auxquels jusqu'ici a donné lieu la guerre de tranchées, mais j'aurai occasion d'y revenir et de le compléter au besoin.

Batailles sous Verdun

Elles devaient, après le bombardement, la destruction partielle et l'évacuation de la ville, durer cinq jours ;

(1) J. REINACH. — *La guerre sur le front occidental*, p. 319.

elles se sont prolongées sans interruption depuis plus de cinq mois et quand finiront-elles ? L'ennemi y épuise ses forces, il s'y acharne ; Verdun est pour lui l'enjeu de la lutte sur le front occidental ; il sera vraisemblablement l'évènement suivant le mot consacré.

Il n'est personne qui depuis le 21 février 1916 n'ait suivi jour par jour les péripéties de la défense de cette place, sans exemple dans l'histoire. Tout a été dit sur elle et il n'entre ni dans mon rôle, ni dans mes moyens de parler comme il convient du courage indomptable, de la ténacité inlassable, de l'abnégation et de l'héroïsme de nos troupes.

Comme procédés de tactique, c'est le grandiose, le colossal d'un genre bien connu, tant de fois éprouvé, brutalement, mécaniquement terrible. C'est le bombardement continu, souvent exacerbé, avec les plus gros engins de l'artillerie, le déluge de projectiles, la destruction chaotique de tous obstacles, l'énervement, l'ébranlement momentané des hommes au bruit étourdissant de ce fracas, au souffle des gros obus qui parfois les soulèvent et les projettent paralysés, puis l'apathique résolution avec les longues attentes sous ce feu effrayant, dans des obstacles précaires, souvent sans ravitaillement, parce que dans le champ battu, désertique, rien ne peut paraître ou bouger sans être détruit. Les Communiqués disent un jour que la trombe destructive est au paroxisme et le lendemain elle augmente encore d'intensité.

Après ces terribles préparations c'étaient, surtout, avant les épouvantables désastres subis par l'ennemi, les attaques furibondes en masses énormes, en vagues successives, cibles marquées, uniques pour les rafales de nos obus, des balles de mitrailleuses, les feux de salve du fusil. Nos contre-attaques, tout précédées qu'elles soient des tirs prolongés de l'artillerie et malgré l'impétuosité d'une lutte fréquente et irrésistible à l'arme blanche, et le souci de l'atteinte du but avec le minimum de pertes en entraînent néanmoins de cruelles. Que la défense ou les attaques se localisent à Douaumont, à Vaux, à Thiaumont, au Mort-Homme, c'est toujours sur le même mode qu'elles sont poussées. Dans les périodes de calme relatif, ce sont les prises d'éléments de tranchées, les tirs d'entretien.

Ici encore, comme sur le reste du front, pendant cette guerre de tranchées, le balayage incessant du terrain, sans ces arrêts que les adversaires se sont jusqu'ici toujours accordés pour soigner leurs blessés et enterrer leurs morts, ce balayage rend particulièrement difficile et périlleux le relèvement des blessés. Les abris de fortune, les trous d'obus que, par leur réunion, ceux-ci transforment en nids et vers lesquels ils se sont traînés, sont souvent inabordables pendant de longues heures du jour et les nôtres, brancardiers, médecins, ne paient que trop souvent de leur vie les tentatives qu'ils font pour leur prêter secours. La relève du champ de bataille, c'est la grosse œuvre, l'œuvre méritoire et terrible. Une centaine de nos médecins, au prix de leur vie, en ont marqué déjà les dangers.

Des traumatismes de projectiles d'artillerie reçus à des intervalles d'éclatement aussi rapprochés, souvent multipliés, les blessures par balles lancées à courte distance comportent un caractère de gravité immédiat et un pronostic sur lesquels il n'est pas besoin d'insister.

Depuis la bataille de la Marne, mais surtout depuis la guerre des tranchées, l'action chirurgicale primitive, antérieurement réservée à l'arrière, s'est, comme nous l'avons vu, concentrée à l'avant. A Verdun, d'heureuses dispositions en ont fait porter tout le poids à des formations très actives, dès les premiers bombardements. Ce n'est pas, sans doute, le secours sur le champ de bataille, conception irréalisable, mais c'est le secours très proche et il est d'autant plus précieux qu'il s'offre dans des conditions excellentes de confort, d'activité et de compétence techniques incomparables. Ceux qui depuis le début de cette lutte terrible, le long des nuits surtout, parce que c'est durant les nuits que se font les transports, assurent les soins particulièrement longs et délicats de tant de blessés graves, font preuve d'une endurance, d'un dévouement inlassables des plus dignes d'éloges, qui leur créent des titres à la reconnaissance du Pays, de l'Armée et du Service de santé qu'ils honorent. Les transports et les répartitions sont abrégés par l'emploi de nombreux automobiles et les installations, du fait d'une stabilité relative, ont pu emprunter aux services hospitaliers partie des facilités et de la sécurité que donne, pcur l'accomplissement et les succès des tâches opératoires, un matériel instrumental nombreux, renouvelé pour chaque opération et que complète un matériel de pansement irréprochable.

Les batailles sous Verdun, en 1916, ménagent à la chirurgie de guerre des chapitres nourris, riches de faits des plus précieux.

Bataille de la Somme

Elle est commencée d'hier et mêle une fois de plus dans une belle confraternité d'armes, sous Péronne, les contingents anglais et les troupes françaises. Bien que des attaques et des contre-attaques vives y fournissent encore de nombreux blessés, elle marque, dit-on, l'adoption d'une méthode nouvelle. Celle-ci tend à ruiner aussi complètement que possible les défenses de l'adversaire et à épargner les hommes. La prise d'un village peut demander 150 tonnes de gros projectiles représentant 15 tonnes d'explosif, mais toutes les tranchées, tous les abris les plus profonds du village seront détruits avant que ne se déclanche l'action de l'infanterie et la prise de possession n'imposera plus que des pertes peu élevées. L'occupation de telle position très importante a coûté récemment 600 hommes répartis sur un corps d'armée. Certains régiments ne perdent que peu d'hommes relativement, tandis qu'avec l'ancienne méthode leurs pertes s'élevaient pa~ois à 50 % de l'effectif. L'infernal tapage de l'artille~ , est comme on l'a dit, « le souffle d'une formidable us~ne de démolition plutôt que l'ouragan d'une bataille » ; l'infanterie occupe la position que l'artillerie a détruite.

Les Allemands, par contre, restent sur la Somme, comme sur le reste du front, fidèles à leur tactique d'attaques et de contre-attaques en rangs serrés qui entraîne la perte de plus de 50 % des effectifs engagés. Le Commandant de la 2e armée allemande reconnaissant « la supériorité momentanée de l'artillerie et de l'infanterie française », a d'ailleurs imposé à ses officiers d'attacher encore moins d'importance que d'ordinaire aux pertes. « Il faut, a-t-il dit, dans son Ordre du Jour du 3 juillet, que l'ennemi se creuse un chemin à traver des monceaux de cadavres ». Ses exigences se réalisent. Tels de ses régiments ont perdu plus de 2000 hommes depuis le 24 juin. Les attaques et contre-attaques ont été fréquentes, reste à savoir sur combien des 122 divisions allemandes actuelles du front occidental le sacrifice portera à l'avenir.

Puisse notre méthode tactique, ménagère de nos forces et plus humaine nous conduire au succès final. La chirurgie s'est acquis jusqu'ici d'assez beaux titres à la reconnaissance du Pays pour n'en pas désirer d'autres ; mais que si l'attente devait être déçue, elle est toujours prête, en quelque endroit qui lui soit assigné et quelques périls qu'elle ait à traverser, à dépenser une activité superbe, une habileté de tout premier ordre, à donner de nouvelles preuves de son expérience consommée et d'un dévouement à toute épreuve.

CLERMONT (OISE). — IMPR. DAIX ET THIRON.
THIRON et FRANJOU Successeurs.